In dieser Reihe sind
bisher erschienen:

Richtig Aerobic
Richtig Badminton
Richtig Basketball
Richtig Body-Styling
Richtig Carven
Richtig Fitness-Skating
Richtig Fußball
Richtig Golf
Richtig Golf länger und genauer
Richtig Golf rund ums Grün
Richtig Inline-Skating
Richtig Jogging
Richtig Kanufahren
Richtig Karate
Richtig Marathon
Richtig Mountainbiken
Richtig Muskeltraining
Richtig Paragliding

Richtig Reiten
Richtig Rennradfahren
Richtig Schwimmen
Richtig Segeln
Richtig Skitouren
Richtig Snowboarding
Richtig Sportklettern
Richtig Stretching
Richtig Taekwondo
Richtig Thai-Bo
Richtig Tanzen Lateinamerikanische Tänze
Richtig Tanzen Modetänze
Richtig Tanzen Standardtänze
Richtig Tauchen
Richtig Tennis
Richtig Tennistraining
Richtig Tischtennis
Richtig Torwarttraining
Richtig Volleyball
Richtig Walking
Richtig Yoga

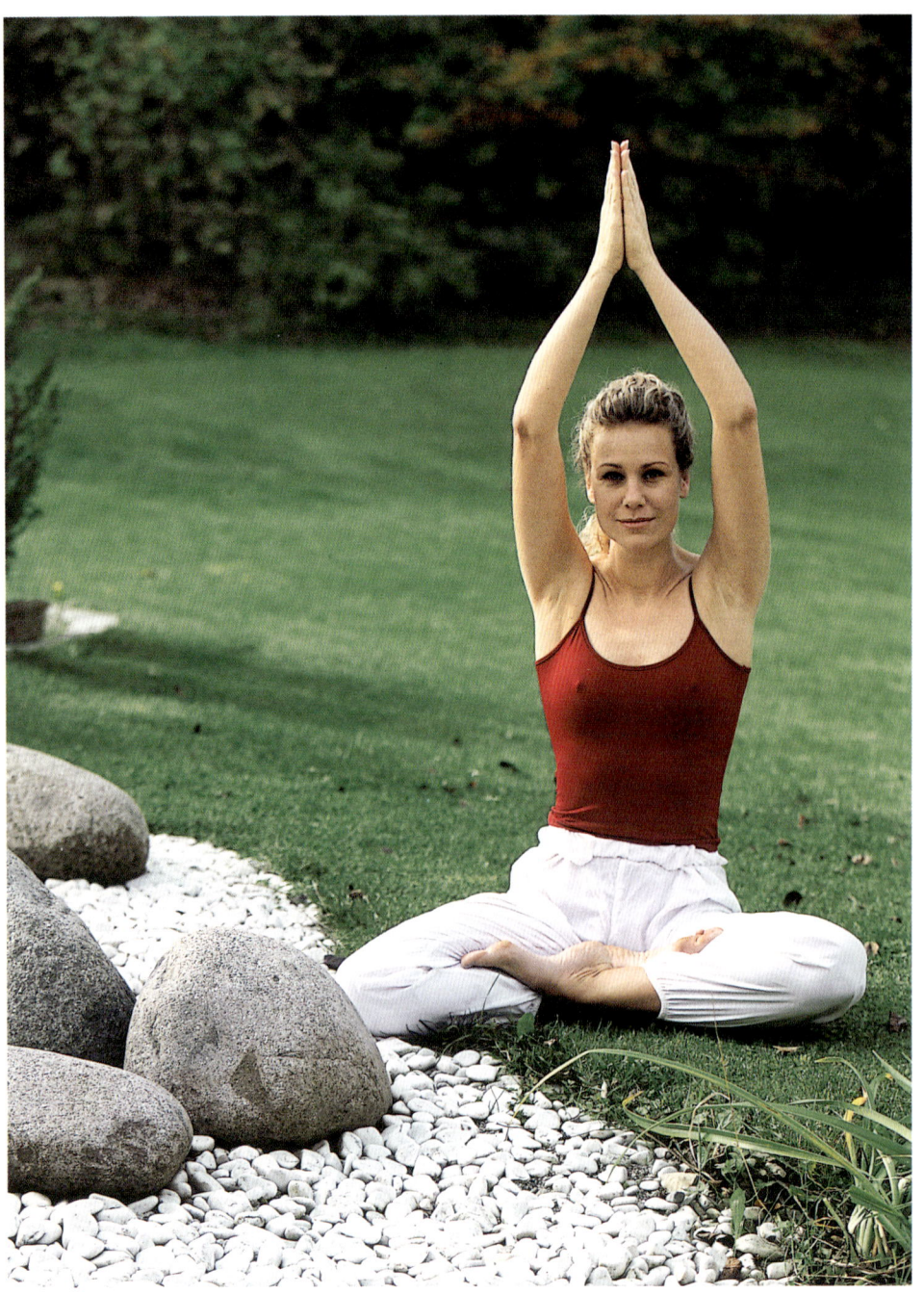

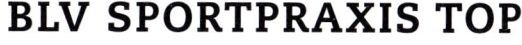

BLV SPORTPRAXIS TOP

Hans H. Rhyner

Yoga

Die deutsche Bibliothek –
CIP-Einheitsaufnahme

Ein Titeldatensatz für diese Publikation ist
bei Der Deutschen Bibliothek erhältlich

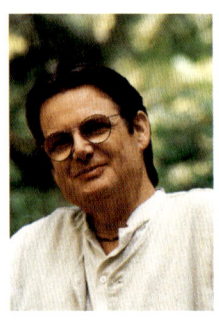

Dr. Hans H. Rhyner
Der gebürtige
Schweizer ist Arzt
für Naturheilkunde
sowie Heilpraktiker
und praktiziert Ayur-
veda seit 18 Jahren.
Der Autor lebte
25 Jahre in Indien
und studierte dort
neben der jahrtau-
sendealten Gesund-
heitslehre Ayurveda
indische Philosophie, Siddha, Vastu, Sanskrit
und Yoga. Er kann auf eine 25-jährige Erfahrung als Yoga-Lehrer zurückblicken und kennt
die heilende Wirkung der Asanas aus seiner
Ayurveda-Praxis.
Weitere Informationen:
dr.rhyner@bluewin.ch
www.ayurveda-institute.com

BLV Verlagsgesellschaft mbH
München Wien Zürich
80797 München

BLV Sportpraxis Top

Sechste, neu bearbeitete Auflage
(Neuausgabe)

© BLV Verlagsgesellschaft mbH,
München 2002

Hinweis
Das vorliegende Buch wurde sorgfältig
erarbeitet. Dennoch erfolgen alle Angaben
ohne Gewähr. Weder Autor noch Verlag
können für eventuelle Nachteile oder
Schäden, die aus den im Buch vorgestellten
Übungen und Informationen resultieren,
eine Haftung übernehmen.

Lektorat: Edith Ch. Kiel
Herstellung: Peter Rudolph
Umschlaggestaltung: Joko Sander Werbe-
agentur, München
Umschlagfotos: Ulli Seer
Layoutkonzeption: Parzhuber & Partner
DTP: Satz+Layout Fruth GmbH, München
Druck: BOSCH-Druck, Ergolding
Bindung: Bückers, Anzing

Gedruckt auf chlorfrei gebleichtem Papier

Printed in Germany · ISBN 3-405-16274-2

Bildnachweis
Alle Fotos von Ulli Seer außer:
E. Kiel: S 19
H. H. Rhyner: S. 4, 11
Grafiken: Pulluvila Sudarsan, Bombay

Demonstration der Übungen
Anja Scherzer und Jörg Hovest

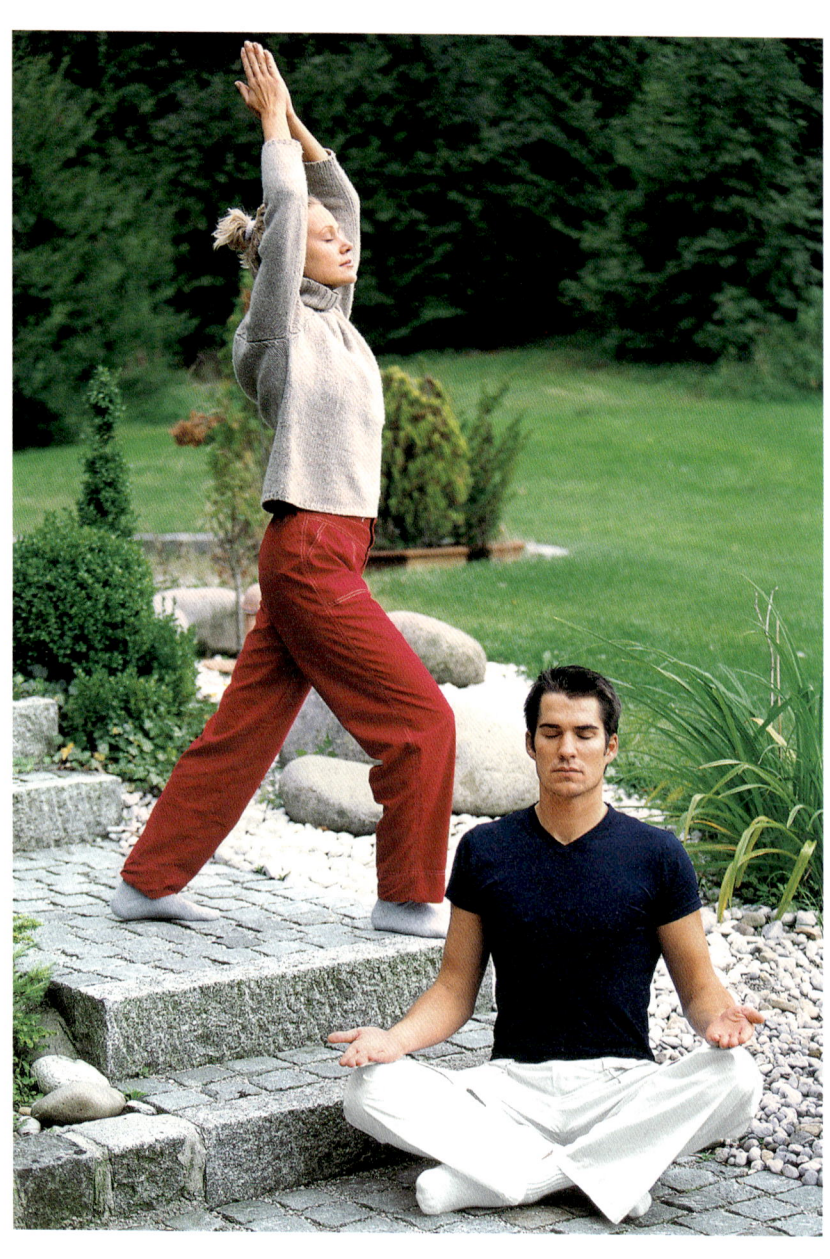

Vorwort

Der Begriff *Yoga* ist heute wie selbstverständlich in unsere Alltagssprache eingegangen. Was sich die oder der Einzelne letztlich darunter vorstellt, ist recht unterschiedlich: Die einen meinen, es sei eine Art indische Gymnastik oder ein Wellness-System, andere wiederum betrachten es als etwas rein Esoterisches. Gehen wir zurück zum Ursprung: Patanjali, der Verfasser des klassischen Lehrbuchs über den achtfachen Weg des Yoga (Yoga Sutra), sieht dessen wahre Aufgabe in der Kontrolle des Geistes. Danach streben seither unzählige Menschen. Da eine kompetente ärztliche Betreuung schon vor 3500 Jahren sehr kostspielig war und jemandem, der sein Leben nichtmateriellen Zielen gewidmet hatte, keine Geldmittel für eine derartige Behandlung zur Verfügung standen, integrierte Patanjali auch Verfahren in das Yoga, welche eine entschlackende Wirkung auf den Organismus hatten (Sat-Kriyas) und damit als vorbeugende gesundheitliche Maßnahmen bezeichnet werden können. Hinzu kamen kurative Yoga-Übungen, die zum Ziel hatten, bestimmten Krankheiten entgegenzuwirken. Wir können Yoga deshalb als ein System bezeichnen, das gesundheits- und bewusstseinsfördernde Elemente enthält.

Kein Buch kann jedoch den persönlichen Kontakt zwischen Lehrer und Schüler vollständig ersetzen. Deshalb ist es äußerst wichtig, dass Sie die nachfolgenden Übungsanleitungen genau befolgen. Dies gewährleistet, dass Anfänger wie Fortgeschrittene beträchtliche Erfolge erzielen können. Falls Sie ein spezifisches Problem haben, das Sie auch nach aufmerksamer Lektüre nicht zu lösen vermögen, wenden Sie sich bitte an einen autorisierten Yoga-Lehrer oder an den Verlag bzw. den Autor dieses Buches.

In den über 85 Jahre gesammelten Erfahrungen des »International Board of Yoga« hat es sich gezeigt, dass eine lediglich mechanische Ausführung von schwierigen Yoga-Übungen dem Studenten nicht weiterhilft. Erwünscht wird vielmehr eine tiefe Beziehung zu den einzelnen Übungen.

Dies ist leichter zu erlangen durch das Praktizieren von einfachen Übungen. Ihr Erfolg im Yoga hängt also nicht davon ab, möglichst komplizierte Yoga-Stellungen meistern zu müssen. Deshalb werden Sie in diesem Buch auch keine Bilder von extremen Körperverrenkungen mystisch aussehender, indischer Akrobaten oder von Fakiren auf Nagelbrettern vorfinden.

Dieses Buch möchte allen Yoga-Freunden zeigen, wie man Yoga richtig praktiziert, so dass Sie in der Lage sind, den harten Anforderungen und Belastungen der heutigen Zeit mit Hilfe eines fitten Körpers und gefestigten Geistes entgegenzutreten.

EINFÜHRUNG

Vier blinden Männern begegnete auf ihrem Weg ein Elefant. Ein jeder bekam einen anderen Körperteil des mächtigen Tieres zu fassen: Der erste hielt den Rüssel in seinen Händen und kam zu der Überzeugung, einen Feuerwehrschlauch gefunden zu haben. Der buschige Schwanz schien dem zweiten ein Putzlappen zu sein. Der dritte umfasste eines der riesigen Beine des Elefanten und behauptete, eine Säule zu umarmen. Der vierte, der sich in der Nähe des sich andauernd bewegenden Elefantenohres befand, glaubte, dass der angenehme Luftstrom von einem Fächer ausginge.

Um nicht zu einer ähnlich falschen Schlussfolgerung wie die vier blinden Männer zu kommen, müssen wir lernen, Yoga als Ganzes zu sehen.

Yoga, ein Wort aus der Gelehrtensprache Sanskrit, ist mit dem deutschen Wort »Joch« verwandt und bedeutet Verbindung. Yoga verbindet das Individuum mit der höchsten Person. Es sieht das Individuum als ein Ganzes und entwickelt den Menschen von innen heraus. Dabei beeinflusst Yoga den Charakter, die Gesundheit, das emotionale Leben und damit das soziale Verhalten des Praktizierenden. Yoga entspringt einer philosophischen Betrachtungsweise und kann deshalb nicht mit anderen sportlichen Betätigungen verglichen werden.

Obwohl die Zahl jener ständig zunimmt, die Yoga betreiben, messen Sportlehrer, Schulen oder medizinische Institute ihm leider nicht genügend Bedeutung bei. Der Grund liegt zum Teil an der fehlerhaften Präsentation nichtqualifizierter Yoga-Lehrer, die aus Angst, den Studenten mit mystischem Ballast zu überfordern, die Einheit des Yoga »zerlegen«. Auf diese Weise gehen natürlich auch die positiven Auswirkungen des Yoga großenteils verloren. Solche Menschen werden mit dem törichten Bauern verglichen, der seinem wertvollen Huhn, das goldene Eier legte, kurzerhand den Kopf abschlug. Er schätzte nur den hinteren Teil seines Huhnes, da dort die phantastischen Eier erschienen, und hasste den Kopf, der so viel fraß. Durch seine Dummheit verlor der Bauer jedoch alles: Huhn *und* Reichtum.

Einige unserer uralten Menschheitsträume – ohne Arbeit reich zu sein, ohne bittere Medizin kerngesund zu werden oder ohne Studium die Doktorwürde zu erlangen – werden immer wieder von geschickten Geschäftemachern ausgenutzt. Aber wie auch hier, so hängt im Yoga der Erfolg ebenfalls direkt von dem ernsthaften Praktikum und der richtigen Geisteseinstellung eines jeden Einzelnen ab. Die Lernziele des Yoga sind klar umrissen:

▍ Beseitigung von Krankheit (*rogacikitsa*),
▍ Aufbau einer soliden Gesundheit (*arogya*),

- Immunität gegen alle Arten von Krankheiten *(svatahvikaraksamata)*,
- biologische Kontrolle *(dehsiddhi)*,
- Vitalität *(cirayauvana)*,
- Langlebigkeit *(cirayu)*,
- Gleichgewicht des emotionalen Lebens *(nadisuddhi)*,
- soziales Verhalten *(yogachara)*,
- Meditation *(samyama)*.

Ein jedes dieser Lernziele verdiente ob seiner Bedeutung einen eigenen Band, um alle Themenbereiche eingehend zu behandeln. Deshalb stellt der Inhalt dieses Buches lediglich eine bewährte Auswahl dar, die auf eine über 80 Jahre während Erfahrung in der Lehrtätigkeit des modernen Yoga zurückblicken kann. Die aufgeführten Programme können Sie ohne jeglichen Kostenaufwand bei sich zu Hause, in der Schule oder im Verein problemlos nachvollziehen.

Am besten tragen Sie dieses handliche Buch immer bei sich, dann haben Sie bei jeder freien Gelegenheit Ihren ganz persönlichen Yoga-Übungsführer dabei.

Shri Ganesha, Sohn des höchsten Yoga-Meisters Shiva, hat auf Geheiß von Vedavyasa auf wundersame Art und Weise alle vier Veden niedergeschrieben. Er wird von vielen Menschen verehrt, weil er ihnen dabei hilft, Hindernisse in ihrem Leben zu überwinden.

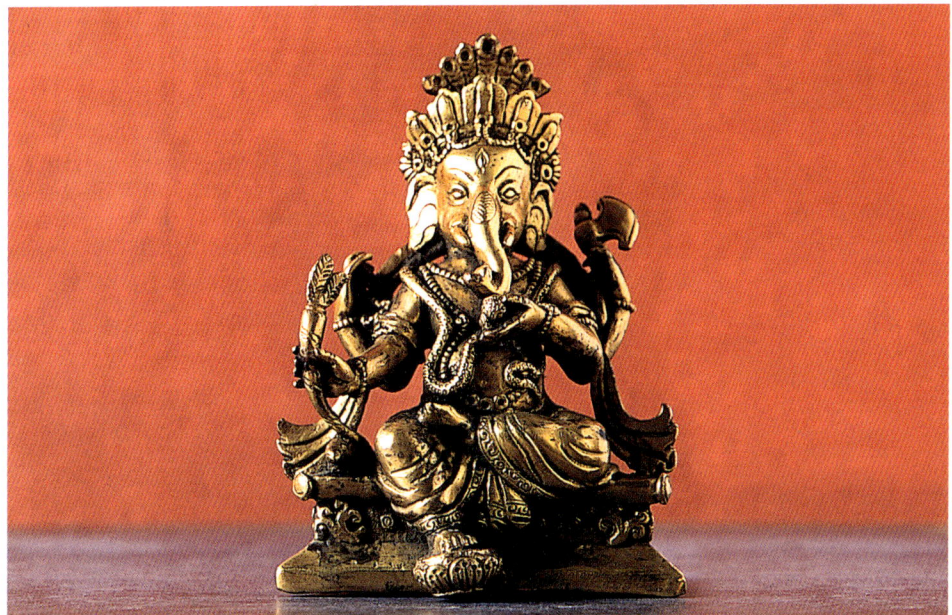

Die Entwicklung des Yoga

Vom Yoga der Mystiker des Altertums zum modernen integralen Yoga

»Der Segen spendende Herr sprach: Wer an den Früchten seiner Arbeit nicht haftet und so arbeitet, wie es seine Pflicht vorschreibt, befindet sich im Lebensstand der Entsagung. Er ist der wahre Mystiker, und nicht der, der kein Feuer entzündet und keine Arbeit verrichtet.«

(Übersetzung von A. C. Bhaktivedanta Swami Prabhupada)

So lauten die einführenden Worte des 6. Kapitels der »Bhagavadgita«, in dem Shri Krishna den Prozess des Dhyana-Yoga erläutert. Schauplatz seiner Rede vor 5000 Jahren war Kurukshetra im heutigen Bundesstaat Harayana, Indien.

Erstmals wurde zu jenem Zeitpunkt das ganze Yoga-System von Shri Krishna erklärt, lange vor der Erscheinung Buddhas. Später entwickelten Rishis (Einsiedler), die weit abseits der Zivilisation lebten, verschiedene Asanas (Körperhaltungen). Sie beobachteten das Verhalten der um sie herum lebenden Tiere, wie zum Beispiel das Herausstrecken des Bauches des Pfaus, das Strecken des Tigers nach dem Aufstehen, das Geschmeidighalten der Schlange, die Atemkontrolle der Schildkröte, die Bauchwäsche des Elefanten oder den Winterschlaf des Frosches. So tragen auch heute noch viele Asanas den Namen eines Tieres. Die Weisen konnten erkennen, dass die Tiere in der freien Natur nie unter den Krankheiten der Menschen litten. Indem sie die jeweils typische Körperhaltung eines bestimmten Tieres nachvollzogen, entdeckten sie deren Heilwirkung.
Die Yogis erforschten auch die Wirkung verschiedener Ernährungsweisen. Der Löwe beispielsweise ist immer in Bewegung und unruhig; er ist ein Fleischfresser. Der Elefant hingegen, ein Vegetarier, steht meistens ruhig auf drei

श्रीभगवानुवाच ।
अनाश्रितः कर्मफलं कार्यं कर्म करोति यः ।
स संन्यासी च योगी च न निरग्निर्न चाक्रियः ॥ १ ॥

Beinen, umgeben von einer Atmosphäre von Glück und Frieden. Daraus zogen sie den Schluss, dass eine vegetarische Diät für sie von größerem Nutzen war. Durch die Jahrhunderte perfektionierten sie ihre Methoden. Schließlich fassten einige Autoritäten auf diesem Gebiet das neue Wissen in Büchern zusammen. Das »Yoga Sutra«, die Schrift, auf der das achtfache Yoga-System beruht, wurde von dem großen Weisen Patanjali im 2. Jh. v. Chr. entworfen. Er beschreibt darin, wie die zehn Luftarten im Körper wirken sowie die Technik, diese auf perfekte Art und Weise zu beherrschen. Die »Gheranda Samhita«, verfasst von Gheranda Muni, ist ein anderes berühmtes Yoga-Buch. Darin gibt uns der Verfasser genaue Anleitungen zur Ausführung verschiedener Yoga-Übungen und deren Heilwirkungen. Daneben existieren viele andere Texte in den Veden, Puranas, Ishopanischaden, Yoga Sutras etc., wovon nur ein verschwindend kleiner Teil jemals vom Sanskrit in andere Sprachen übersetzt wurde. Es ist nur natürlich, dass eine Technik, die einer einzelnen Person maximale Gesundheit, Widerstandskraft, Vitalität und intellektuelles Wohlbefinden verleiht, allen zugute kommen soll. Heute, wo ein großer Teil der Bevölkerung in entfremdeten Großstädten ein ungesundes Leben führt, muss der Heilwirkung von Yoga-Übungen umso mehr Bedeutung zugemessen werden. Mediziner und andere Wissenschaftler bekräftigen weltweit den positiven Einfluss des Yoga auf den menschlichen Geist und Körper. Der indische Astronaut Rakesh Sharma hat während seines Aufenthalts in der Raumstation die ersten Yoga-Übungen im Weltraum unternommen. Sie waren Bestandteil des offiziellen Programms, mit dem Möglichkeiten gefunden werden sollten, den nachteiligen Auswirkungen längerer Schwerelosigkeit auf den menschlichen Organismus zu begegnen.

Yoga ist eine Wissenschaft und keine Metaphysik. Deshalb sollten ihm in seiner Verbreitung keine Grenzen gesetzt werden. Die Theorie sowie die Übungen in diesem Buch sind weitgehend vereinfacht und auf den Menschen unserer Zeit abgestimmt. Auch der absolute Laie kann demnach mit Hilfe der folgenden Anleitungen große Erfolge erzielen.

Darstellung von Yoga-Stellungen auf einem Tempelturm in Madhurai (Südindien).

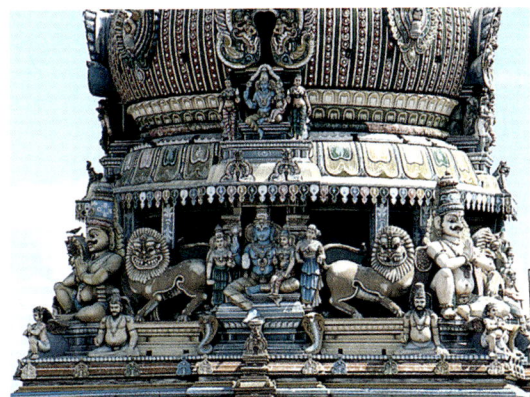

WARUM YOGA PRAKTIZIEREN?

Das heutige moderne Leben stellt höchste Leistungsanforderungen an jeden Einzelnen. Oftmals sind wir nicht in der Lage, diesem Druck standzuhalten. In der westlichen Welt gibt es keine zufriedenstellende Trainingsmethode, um diesem Stress erfolgreich entgegenzuwirken. Die Yoga-Übung jedoch zwingt uns förmlich zum Innehalten und zur körperlichen Entspannung, was sich auf die geistige Haltung auswirkt; sie führt zu einer inneren Beruhigung, die uns den notwendigen Abstand zu vielen Dingen des gehetzten Alltags verschafft oder diese auf das richtige Maß zurückdrängt.

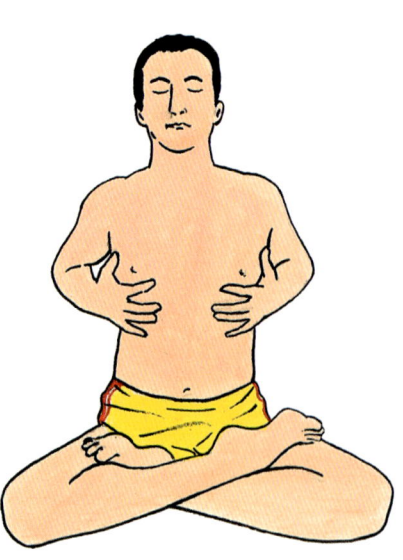

Die Gelenkbänder werden bei Yoga-Übungen viel stärker gedehnt als bei Sportübungen. Die Muskulatur wird kräftiger entwickelt. Dabei ahnt man die Muskeln eher, als dass man sie sieht – im Gegensatz zu unseren Athleten. Doch wir müssen lernen, dass die Kraft eines Objekts nicht von seiner Größe abhängt. Die Schlange hat einen langen, dünnen Körper. Trotzdem besitzt sie ungeheure Kräfte, mit denen zum Beispiel eine Boa ihren um viele Male größeren Feind einfach erdrückt. Wichtiger als der bloße Aufbau von Muskulatur ist die Elastizität und Geschmeidigkeit unseres Körpers.

Ein weiterer Bestandteil des Yoga ist Pranayama (*Prana* = der Hauch, Atem), verbunden mit Yoga-Stellungen. Diese Atemübungen bedingen einen starken Einfluss auf die Herz- und Lungentätigkeit. Da man auch bei allen Pranayama-Übungen das Zwerchfell kräftig bewegt, werden damit die Baucheingeweide sozusagen massiert. Schon nach kurzer Zeit haben solche Atemübungen eine wesentliche Erhöhung der Vitalkapazität zur Folge.

Eine allseitige, umfassende Entwicklung der Persönlichkeit ist das Ziel von Yoga. Die Vervollkommnung des Individuums wird somit automatisch zur Vervollkommnung der sozialen Ordnung führen.

Yoga-Theorie

Es ist anzunehmen, dass der Hauptgrund für die Lektüre dieses Buches darin liegt, verschiedene Übungen zu lernen, die unsere Schmerzen, unsere Steifheit und unseren Stress beseitigen sollen. Gleichzeitig kann jedoch davon ausgegangen werden, dass viele wissen möchten, wie der Mechanismus arbeitet, der uns hilft, dieses Ziel zu erreichen. In dieser kurzen theoretischen Abhandlung wird es kaum möglich sein, tiefer in die Materie einzusteigen, deren Kenntnis notwendig wäre, um eine klare Vorstellung davon zu bekommen, wie bestimmte Körperstellungen unsere geistige Verhaltensweise beeinflussen. Die natürliche Frage: »Wie können ein paar einfache Drehungen des Körpers unser geistiges und körperliches Wohlbefinden zum Besseren wenden?« muss daher kurz und wissenschaftlich beantwortet werden.

Unser Nervensystem lässt sich grob in zwei Hauptbestandteile zerlegen:

- Informationsaufnahme (sensorisches System) und
- Informationsabgabe (motorisches System).

Die Empfindungsnerven sind diejenigen, welche Impulse zum Gehirn führen; die motorischen Nerven dagegen führen Impulse zurück zu den Muskeln der verschiedenen Organe.

Der **Informationsaufnahme** dienen zwei Empfänger, der exterozeptive und der interozeptive. Die Exterozeptoren empfangen Reize aus der Umwelt und sind gegenwärtig in Augen, Ohren, Nase,

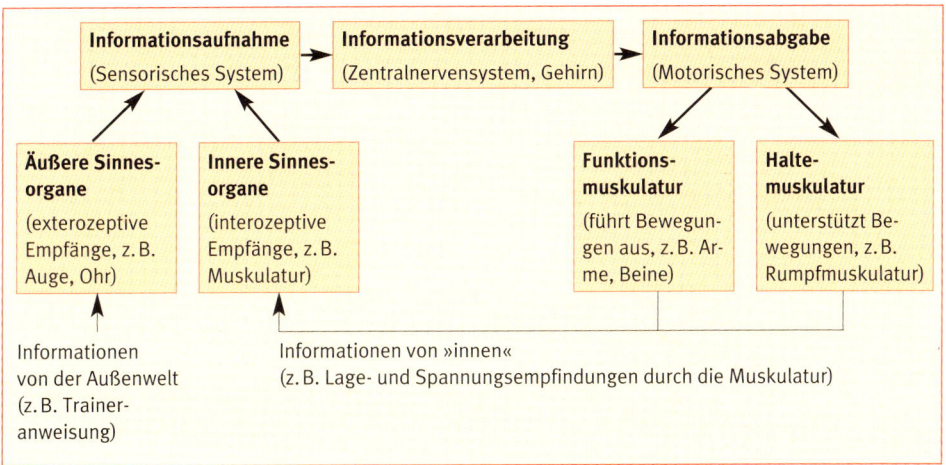

Mund, Haut und Schleimhäuten. Mit ihrer Hilfe haben wir die Fähigkeit zu sehen und zu hören, und wir empfinden Temperatur, Berührung, Geschmack, Geruch und Schmerz. Die Interozeptoren finden wir in den tieferen Schichten wie den Muskeln, Sehnen, Gelenken, Eingeweiden, Blutgefäßen etc. Diese liefern ständig Informationen an das Gehirn über die Position verschiedener Körperteile und deren gegenseitiger Beziehung sowie über den Zustand der Spannung von Muskeln und Sehnen.

Das **motorische Nervensystem** besitzt zwei Funktionen: phasisch und tonisch. Die phasische Funktion kann leicht beobachtet werden: Das Bewegen der Augäpfel, der Beine beim Laufen oder das Schwingen der Arme sind alles Beispiele phasischer Reaktionen. Es sind jedoch die tonischen Reaktionen, welche nicht nur den Hintergrund für die phasischen Reaktionen bilden, sondern diese auch unterstützen oder hemmen. Der interozeptive-tonische Mechanismus wird nicht bewusst wahrgenommen. Generell können wir sagen, dass die exterozeptiven Impulse die phasischen Reaktionen beeinflussen, während die interozeptiven Impulse die tonischen Reaktionen bewirken. Es ist sehr wichtig zu erkennen, dass die phasischen Abläufe, die eine bestimmte Muskelgruppe beschäftigen, von sehr kurzer Dauer sind. Der interozeptive Mechanismus hingegen ist kontinuierlich und weiträumiger. Er stellt die Mittel für das richtige Funktionieren der phasischen Bewegungen bereit.

Yoga greift das anormale Stadium des neuromuskulären Mechanismus an und stellt dessen ursprünglich dynamischen und anpassungsfähigen Zustand wieder her; eine Modifikation des emotionalen Lebens findet statt und führt zu geistiger Ausgeglichenheit. Da die Spannungen, die die Ursache solcher Störungen bilden, über einen langen Zeitraum hinweg eingewirkt haben, benötigen wir zu deren Korrektur auch entsprechend Zeit. Dies wird durch »Dhyana« erreicht oder Meditation auf der spirituellen Ebene. Die unmittelbare Einwirkung findet auf der körperlichen Ebene statt und zwar mit Hilfe der Asanas (Körperhaltungen) sowie Pranayama (bewusstes Atmen).

Wie bereits erwähnt, sprechen wir von den acht Stufen des Yoga:

- Die erste Stufe wird **Yama** genannt. Sie ist die Stufe der sozio-moralischen Läuterung und enthält fünf Disziplinen, wovon jede eine bestimmte Qualität im Menschen fördert. Diese Ordnung regelt die Beziehungen des Yoga-Praktizierenden mit anderen Mitgliedern der Gesellschaft.

- Der nächste Begriff, **Nyama,** bezieht sich auf die innere und äußere Reinigung des Einzelnen. Dazu wird ihm geboten, entsagt zu leben, Vertrauen in die religiösen Schriften zu haben, Nächstenliebe zu üben, Gott ergeben zu sein und dessen heilige Namen oft auszusprechen.

- Die dritte Stufe lehrt die **Asanas;** dies sind Körperhaltungen, durch die der Yoga-Freund die vollkommene Beherrschung seines Körpers erlangt.

- Die vierte Stufe ist bekannt als **Pranayama,** die Beherrschung des Atems. Durch bewusstes Atmen reguliert, konserviert und kontrolliert der Yogi seine Lebenskraft.

- Den Vorgang, nach innen zu kehren, nennt man **Pratyahara** – die fünfte Stufe. Durch dieses Zurückziehen in sich selbst erreicht der Yogi die Beherrschung aller Sinne und Vorstellungen.

- Patanjali, der Verfasser der Yoga Sutras, definiert **Dharana** – die sechste Stufe – als die Fixierung aller Gedanken auf einen gewählten Punkt. In diesem Stadium mag es geschehen, dass im Hintergrund noch andere Gedanken aufkommen.

- Wenn dann ein einziges Objekt das ganze Bewusstsein erfüllt, geht Dharana in **Dhyana** über – die siebte Stufe –, der ungestörten Meditation der Yogis auf beliebige Zeit.

- Die achte und letzte Stufe der Vervollkommnung ist **Samadhi,** was »fest verankerter Geist« bedeutet. Das vedische Wörterbuch »Nirukti« erklärt hierzu: »samyag adhiate

Das achtfaltige Yoga-System

1.	*Yama*	=	Soziales Verhalten
2.	*Nyama*	=	Persönliches Verhalten
3.	*Asana*	=	Körperliche Haltung
4.	*Pranayama*	=	Kontrolle der Lebenskraft
5.	*Pratyahara*	=	Innehalten
6.	*Dharana*	=	Konzentration
7.	*Dhyana*	=	Meditation
8.	*Samadhi*	=	Spirituelles Bewusstsein

Yama – Soziales Verhalten

Ahimsa	=	Gewaltlosigkeit
Satya	=	Wahrhaftigkeit
Astey	=	nicht stehlen
Brahmacharya	=	Zölibat
Aparigraha	=	Großzügigkeit

Nyama – Persönliches Verhalten

Shauch	=	Sauberkeit
Santosh	=	Zufriedenheit
Tapa	=	Entsagung
Swadhyay	=	Selbststudium
Ishwar pranitam	=	Hingabe an Gottes Wille

'sminn atmatattva-yat-hatmyam.« Das heißt: »Wenn der Geist fest darauf gerichtet ist, das Selbst zu verstehen, nennt man dies ›Samadhi‹. Samadhi ist niemals möglich für Menschen, denen es um materiellen Sinnesgenuss geht.« Dazu sagt auch Shri Krishna:

»Die Stufe der Vollkommenheit wird als Trance oder Samadhi bezeichnet, wenn der Geist durch das Praktizieren von Yoga von materiellen, mentalen Tätigkeiten vollständig zurückgezogen ist. Dies wird dadurch charakterisiert, dass man die Fähigkeit erlangt, das Selbst durch den reinen Geist zu sehen und im Selbst zu genießen und sich zu freuen. In diesem freudigen Zustand erfährt man grenzenloses transzendentales Glück und genießt in sich selbst durch transzendentale Sinne.

So verankert, weicht man niemals von der Wahrheit ab, und wenn man diese Stufe erreicht hat, denkt man, dass es keinen größeren Gewinn gibt. In einer solchen Stellung gerät man niemals, nicht einmal inmitten der größten Schwierigkeiten, ins Wanken. Das ist in der Tat wirkliche Freiheit von allen Leiden, die aus der Berührung mit der Materie stammen.«

Aus der Bhagavadgita
6. Kapitel, Verse 20–23

Wir können auf die unteren Stufen des Yoga den geläufigen Ausdruck »natürliche Lebensweise« anwenden. In diesen Stufen des Yoga wird also etwas gelehrt, was unsere Gesundheit betrifft. In den folgenden Kapiteln beschäftigen wir uns hauptsächlich mit der dritten und vierten Stufe. Wir sollten uns jedoch bewusst sein, dass, wenn wir unsere Asanas und Pranayama-Übungen erfolgreich ausführen wollen, wir nicht einfach die unteren beiden Sprossen der Yoga-Leiter überspringen können.

Es ist empfehlenswert, soweit als möglich dem Kodex von »Yama« und »Nyama« zu folgen. Für einen Yogi, der nicht nur Gesundheit und geistige Harmonie, sondern die höchste Perfektion, »Samadhi«, anstrebt, ist es unerlässlich, alle Vorschriften genauestens zu befolgen. »Asanas« wird wörtlich mit »Körperhaltungen« übersetzt. Sie können in zwei Kategorien unterteilt werden, nämlich in »meditative Asanas«, die im folgenden Kapitel beschrieben werden, und in »kurative (heilende) Asanas«, welche auf Seite 31 ff. folgen.

Seien Sie nicht entmutigt, falls es Ihnen auf Anhieb nicht gelingen sollte, die nachfolgenden Übungen so wie auf den Abbildungen gezeigt zu beherrschen. Es ist besser, wenn Sie vor allem die Dehnungsübungen langsam und mit Vorsicht nachvollziehen. Nach einiger Zeit ernsthaften Praktizierens werden Sie bereits wunderbare Resultate erzielen.

MEDITATIVE ASANAS

Alle Quellen, aus denen wir die meditativen Asanas gesammelt haben, liegen in der altindischen Literatur und sind im klassischen Sanskrit abgefasst. Es ist bemerkenswert, dass diese alten Schriften erklären, wie spezifische meditative Asanas bestimmte Krankheiten heilen können. Sie dienen jedoch hauptsächlich zur Schulung der Konzentrationsfähigkeit.

Die meisten Menschen befinden sich in einer anormalen Kondition von Geist und Körper und sind unfähig, sich für längere Zeit auf irgendetwas zu konzentrieren. Diese Schwierigkeit hat ihre Ursache in dem Ungleichgewicht von Körper und Geist. Lassen Sie mich vorab erklären, wie meditative Asanas funktionieren:
Stehen Sie auf und zählen Sie Ihren Puls. Dann setzen Sie sich bequem hin, wölben Ihren Brustkorb nach vorn und halten Ihre Wirbelsäule gerade; schließen

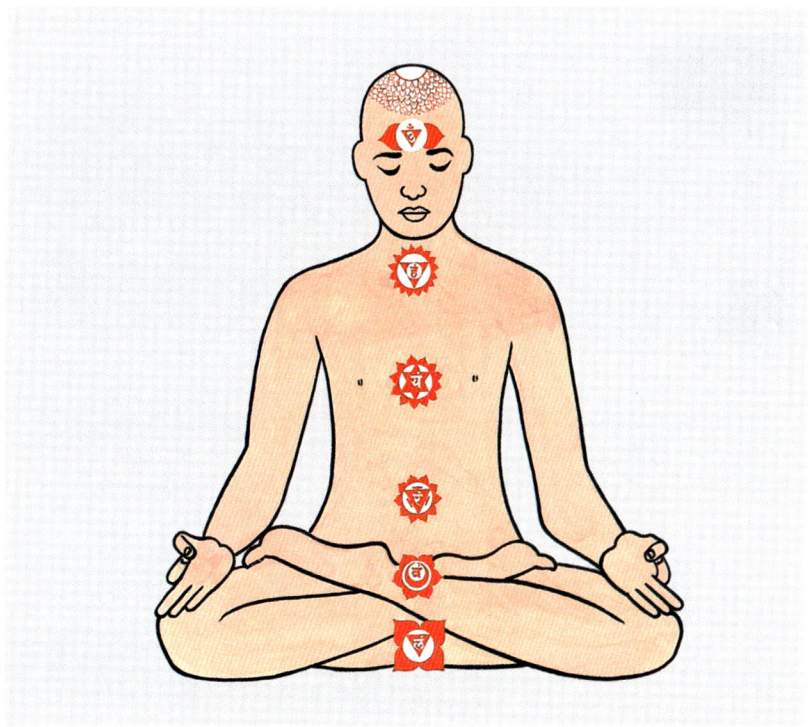

Sie Ihre Augen, und verbleiben Sie für einige Minuten in dieser Stellung. Nun zählen Sie Ihren Puls noch einmal. Sie werden sehen, dass er weitaus niedriger ist als zuvor. Vielleicht können Sie sich nun vorstellen, welchen Effekt Sie bei der gezielten Anwendung von meditativen Übungen über eine längere Zeitspanne erzielen können.

Diese meditativen Asanas können weiter in zwei Gruppen unterteilt werden, die einfachen und die schwierigen. Folgende Regeln gelten für beide Gruppen:

1. Richtige Anordnung der Füße.

2. Die Anordnung der Schenkel und Waden richtet sich nach dem einzelnen Asana.

3. Korrekte Position der Knie.

4. Die Sitzunterlage soll fest sein.

5. Die unteren Körperglieder sollen »verriegelt« und ihre Blutzirkulation beschränkt werden.

6. Der Bauch soll weder zu sehr eingezogen noch ausgedehnt, sondern in einer normalen Position gehalten werden.

7. Der Brustkorb soll, ohne irgendeinen Druck auf andere Organe auszuüben, nach vorn gewölbt werden.

8. Kopf und Nacken müssen in einer perfekten senkrechten Linie gehalten werden.

9. Die Wirbelsäule ist ebenfalls perfekt aufrecht gehalten, ohne die leichteste Beugung nach vorn, nach hinten oder zur Seite.

10. Das Gesicht ist ruhig und ohne jegliche Anstrengung oder Anspannung der Gesichtsmuskeln.

11. Die Augen sind geschlossen. Falls Sie diese lieber offen behalten, konzentrieren Sie sich auf einen fixierten Punkt, am besten zwischen den Augenbrauen.

12. Der Körper wird völlig ruhig gehalten, ohne die geringste Bewegung.

13. Auch die korrekte Haltung der Hände spielt eine wichtige Rolle. Am besten legt man sie auf die Schenkel, hält sie in einem bestimmten Mudra (Fingerstellung) oder zählt die Perlen einer Gebetskette.

Wenn Sie diese Regeln sorgsam befolgen, erreichen Sie die progressiven Stadien mentaler Kontrolle.

Während Sie meditative Asanas üben, ist darauf zu achten, sich von den Alltagsproblemen völlig zu lösen. Da es praktisch unmöglich ist, den Geist »leer« zu halten, empfiehlt es sich, das

Yakshini sind die göttlichen Gespielinnen. ▶ Sie beherrschen neben Musik und Tanz auch die Kunst des Yoga. Sandsteinskulpturen an den Tempeln vom Khajuraho, Zentralindien.

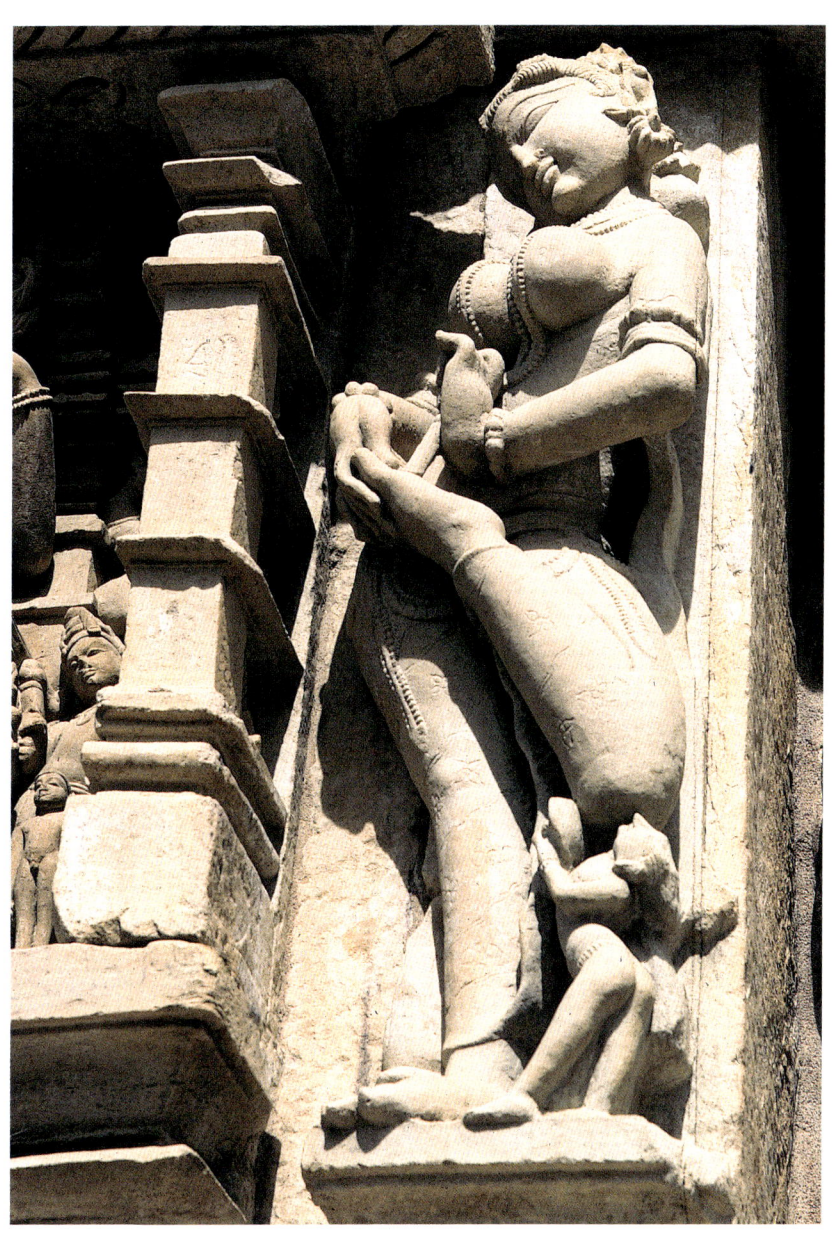

Bewusstsein auf eine Person von außerordentlichem spirituellem Niveau (Guru) oder auf Gott (Ishwara) zu richten. Wann immer das Bewusstsein von dem von Ihnen bestimmten Objekt abweicht, müssen Sie es zwingen, dorthin zurückzukehren. Die leichteste Methode, sein Bewusstsein zu fixieren, ist Japa, das Rezitieren von Mantren wie OM, Rama, Narayana etc. Ein auf solche Art und Weise konditioniertes Bewusstsein ist notwendig für die Ausführung meditativer Asanas.

In jeder Lebenssituation bieten eine eher reflektierende Betrachtungsweise und ein geschärftes Bewusstsein praktische Unterstützung gegenüber einer impulsiven oder stressbedingten Reaktion.

Asanas für Geist und Seele

Es wurde bereits erwähnt, dass einige meditative Asanas schwierig sind und andere leicht. Die leichten Übungen eignen sich für jeden Menschen, während die schwierigen vor allem von Yogis und Sanyasin ausgeführt werden. Der Erfolg einer Yoga-Übung hängt jedoch nicht von ihrem Schwierigkeitsgrad ab, sondern von der inneren Einstellung des Praktizierenden.

Sukhasana (1) zum Beispiel ist eine sehr leichte Übung. Wenn Sie den Schneidersitz jedoch mit Aufmerksamkeit machen, so ist dies weitaus besser, als wenn Sie eine schwierige Übung wie den Lotussitz, das *Padmasana* (3), unachtsam ausführen.

Im Allgemeinen reduzieren meditative Asanas den Puls und den Blutdruck. Demzufolge sollten Personen mit zu niedrigem Blutdruck maximal 3 Minuten in meditativen Asanas verweilen.

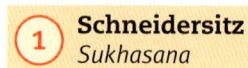

(1) **Schneidersitz**
Sukhasana

Das Wort *Sukha* bedeutet Freude. Puls, Atem und Herzschlag verlangsamen sich, so dass Sie ein Gefühl der Ruhe umgibt.

Ich erinnere mich noch gut daran, wie mein Yoga-Lehrer Yogacarya Hansraj Yadav die Geschichte von zwei Dieben erzählte, die in einem Dorf ihren Geschäften nachgehen wollten. Unglücklicherweise wurden sie dabei entdeckt und mussten vor den aufgebrachten Dorfbewohnern die Flucht ergreifen. Unten am Fluss meditierte ein alter Weiser im *Sukhasana*. Einer der Diebe konnte nicht schwimmen, und so gab er vor, ebenfalls ein Heiliger zu sein. Als die Dorfbewohner die Suche nach den Dieben erfolglos abbrachen, kehrte einer der Diebe, der über den Fluss entkommen war, zurück, um seinen Komplizen zu holen. Er fand ihn immer noch im *Sukhasana* sitzend. »Komm mein Freund, die Luft ist rein.« Doch der andere erwiderte: »Ich habe mich noch nie so glücklich gefühlt. Ich werde hier bleiben und meine Meditation weiterführen. Das Leben eines Diebes bringt nichts und ist voller Gefahren.« Der vormalige Gauner wurde ein großer Yogi, und viele Menschen kamen von weither, um ihn zu sehen.

Solche kleinen Geschichten lockern den Unterricht auf und helfen dem Studenten, eine engere Beziehung zum Übungsthema zu knüpfen.

Schneidersitz · *Sukhasana*

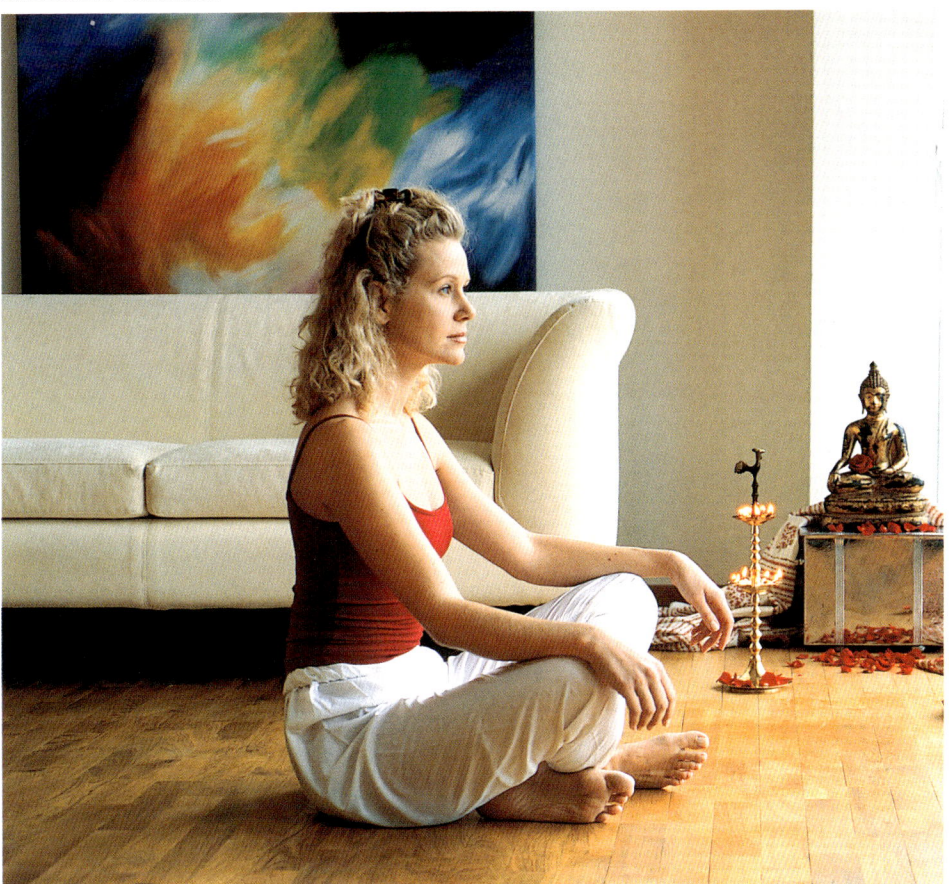

➤ **Ausführung**

Setzen Sie sich auf den Boden, legen Sie den linken Fuß unter den rechten Oberschenkel, so dass die Fußsohle nach außen zeigt, und den rechten Fuß unter den linken Oberschenkel, die Fußsohle ebenfalls nach außen. Platzieren Sie Ihre Hände auf den Knien, indem Sie die Ellbogen entspannt halten. Achten Sie darauf, dass beide Knie auf gleicher Höhe zu liegen kommen. Halten Sie Kopf und Wirbelsäule in einer perfekten geraden Linie.
Ziehen Sie den Bauch ein, stoßen Sie die Brust nach vorn. Schließen Sie Ihre Augen und vermeiden Sie jegliche mentale Tätigkeit.
Konzentrieren Sie sich auf die Atmung, indem Sie die Atemzüge bis 100 zählen.

➤ **Nutzen und Heilwirkung**

Der Hauptnutzen dieser Übung liegt darin, dass sie für den Anfänger zur Ausführung von Pranayama (bewusstes Atmen) eingesetzt werden kann.
Diese Stellung beseitigt Erschöpfung und Müdigkeit nach anstrengenden Spielen, Sport oder schwerer körperlicher Arbeit. *Sukhasana* korrigiert unsere Körperhaltung und entspannt die Muskeln im Allgemeinen.

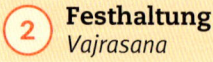

② Festhaltung
Vajrasana

Dies ist wohl die wichtigste unter den meditativen Asanas. Sie ist in ihrer Ausführung ein bisschen schwieriger als die vorherige Übung. Hier wird das Kniegelenk sehr stark gebeugt und das Fußgelenk gestreckt. Dadurch wird die Durchblutung der Unterschenkel und Füße vermindert.

➤ **Ausführung**

Knien Sie auf den Boden mit zurückgelegten Füßen, die Unterschenkel auf dem Boden, und setzen Sie sich auf die Fersen. Beide Knie müssen sich berühren; Kopf, Hals und Wirbelsäule sollen in einer senkrechten Linie verharren. Dann legen Sie Ihre Hände auf die Knie, die Handinnenflächen zeigen nach oben. Wenn Sie diese Stellung zu schwierig finden, dann schieben Sie ein Kissen zwischen Ferse und Gesäß.
Halten Sie Ihr Gesicht vollständig entspannt. Schließen Sie die Augen sowie die Lippen fest. Fixieren Sie den Geist auf Ihre Atmung, die ruhig und normal sein soll.
Verbleiben Sie in dieser Körperhaltung 2–10 Minuten.

➤ **Nutzen und Heilwirkung**

Mit Hilfe dieser Übung lassen sich Durchblutungsstörungen der Beine, besonders der Füße, sowie Arthritis der Knie- und Fußgelenke, Muskelschmerzen und Gicht

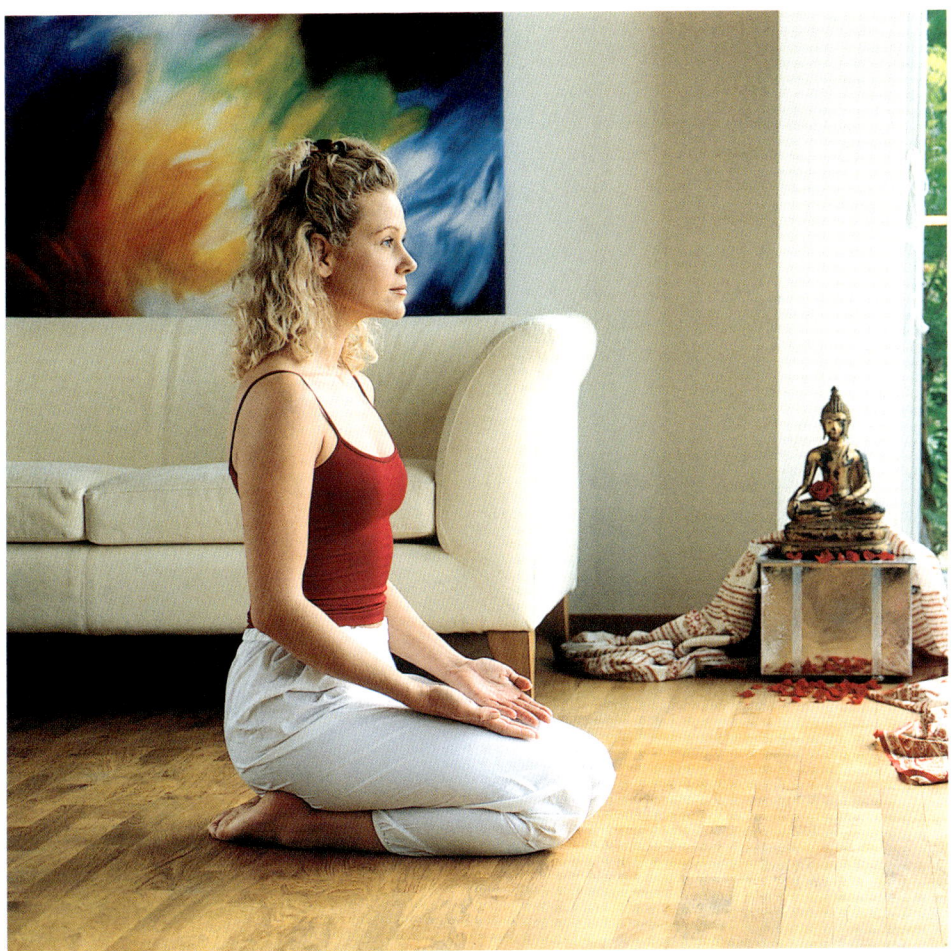

Festhaltung · *Vajrasana*

beseitigen. Die Festhaltung ist die einzige hier gezeigte Übung, die Sie ohne weiteres auch nach einer Mahlzeit ausführen können. Alle am Verdauungsprozess beteiligten Organe sind frei von Druck und ihre bestmögliche Funktion ist somit gewährleistet.
Diese Stellung eignet sich sehr gut als Vorbereitung für die folgende Übung, den Lotussitz (3).

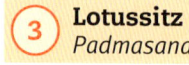

Lotussitz
Padmasana

Padma heißt Lotusblume. Die Haltung hat diese Bezeichnung, da die Beine den übereinander liegenden Blütenblättern des Lotus gleichen.

Lotussitz · *Padmasana*

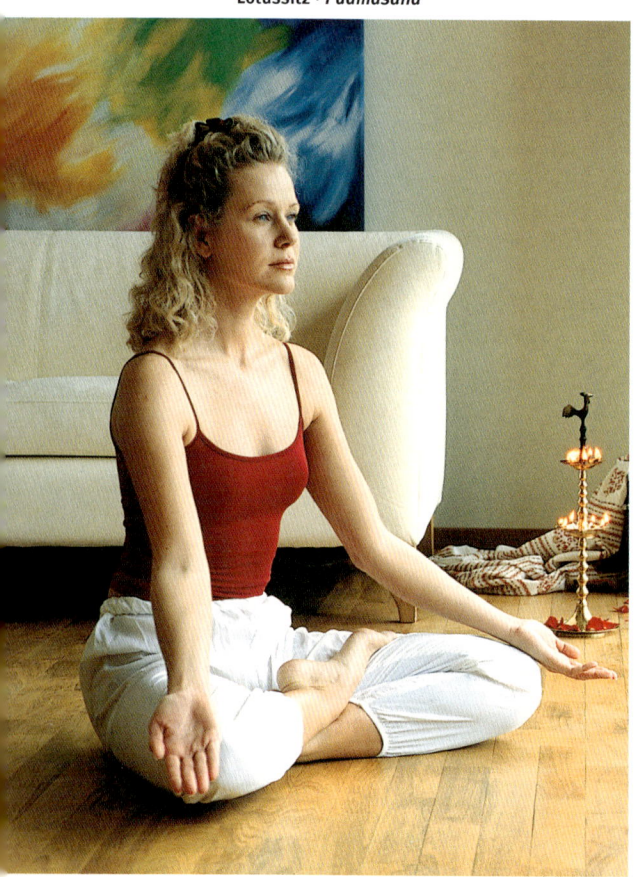

➤ Ausführung

Setzen Sie sich im Schneidersitz. Dann legen Sie den rechten Fuß auf den linken Oberschenkel und den linken Fuß auf den rechten Oberschenkel. Achten Sie darauf, dass die Fußsohlen nach oben zeigen. Kontrollieren Sie, ob beide Knie den Boden berühren, und legen Sie die Hände auf die jeweiligen Knie; die Handinnenflächen zeigen nach oben. Schließen Sie die Augen und entspannen Sie alle Gesichtsmuskeln. Atmen Sie ganz normal.

Anfangs sind es vielleicht nur wenige Minuten, die Sie in dieser Haltung auszuharren vermögen. Steigern Sie sich allmählich, bis Sie 10 Minuten in dieser Haltung bleiben können.

➤ Nutzen und Heilwirkung

Ähnlich wie beim *Sukhasana*, doch von größerer Bedeutung, weil diese Stellung intensiver ist. Die unteren Körperglieder werden flexibler. Durch deren Übereinanderfalten erhöht sich die Blutzirkulation im Unterleib (besonders in der Beckengegend), was dessen Leistungsfähigkeit erhöht. Durch die aufrechte Haltung der Wirbelsäule kommen alle inneren Organe in eine normale Lage und können deshalb ungehindert funktionieren. Der Geist entspannt sich völlig.

➤ Achtung

Falls Sie unter einem zu niedrigen Blutdruck leiden, bleiben Sie nicht länger als 3 Minuten in dieser Stellung.

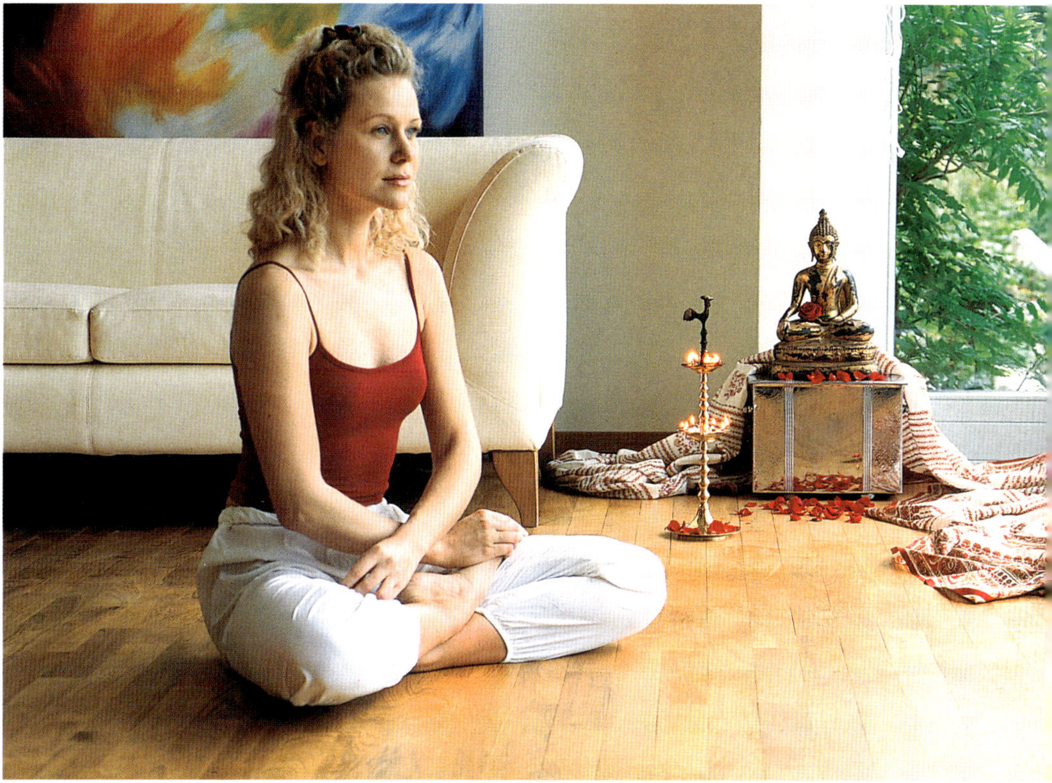

Leichte Arbeitshaltung · *Karma-Sukhasana*

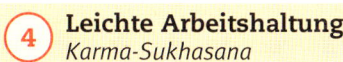

(**4**) **Leichte Arbeitshaltung**
Karma-Sukhasana

Karma heißt Arbeit, *Sukha* kann in diesem Zusammenhang mit »leicht« übersetzt werden.

➤ **Ausführung**
Setzen Sie sich in den Lotussitz (3). Ergreifen Sie die Zehen des rechten Fußes mit der rechten Hand und die Zehen des linken Fußes mit der linken Hand. Entspannen Sie Ihre Gesichtsmuskeln und schließen Sie Ihre Augen, wenn Sie wollen.
Atmen Sie normal und verbleiben Sie 5–10 Minuten in dieser Stellung.

➤ **Nutzen und Heilwirkung**
Wie beim Lotussitz (3).

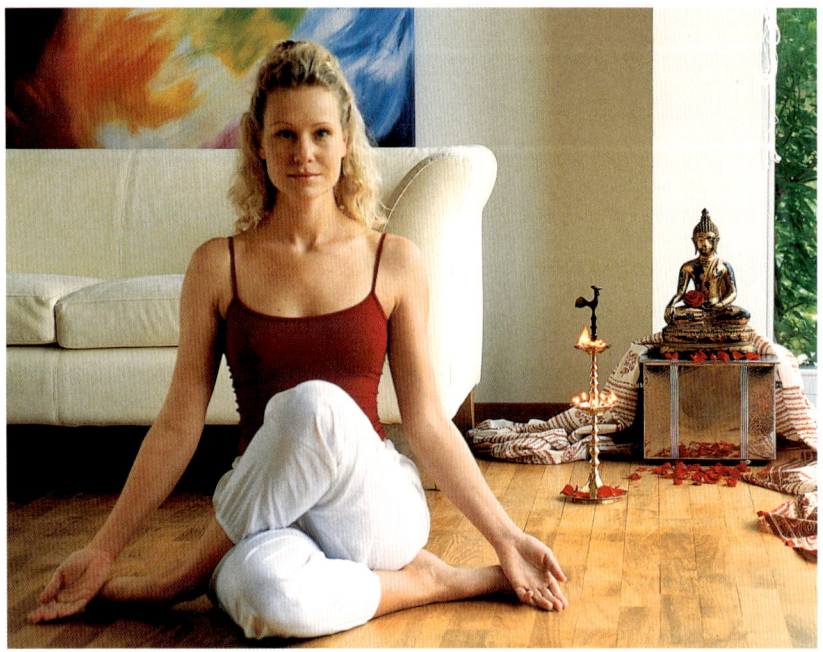

Stärkungshaltung · *Vrishasana*

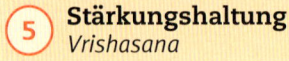

⑤ Stärkungshaltung
Vrishasana

➤ **Ausführung**

Setzen Sie sich mit lang gestreckten Beinen auf den Boden. Ziehen Sie den rechten Fuß unter das linke Bein, die Ferse liegt am linken Hüftgelenk an. Dann heben Sie den linken Fuß über den rechten Oberschenkel so nahe wie möglich an das rechte Hüftgelenk. Legen Sie die Hände vor den Füßen ab.

Kontrollieren Sie Ihre aufrechte Haltung. Halten Sie Ihre Augen geschlossen oder fixieren Sie sie auf einen Punkt zwischen den Augenbrauen. Atmen Sie normal, oder praktizieren Sie Pranayama in dieser Stellung.

Verbleiben Sie 2 Minuten in dieser Haltung. Dann wechseln Sie die Seiten und verbleiben wiederum 2 Minuten in dieser Haltung.

➤ **Nutzen und Heilwirkung**

Diese Übung reguliert und kontrolliert sexuelle Tätigkeit.

6 Kuhgesichthaltung
Gomukhasana

Der Praktizierende in dieser Stellung gleicht dem Gesicht einer Kuh, deshalb der Name. In Indien ist die Kuh auch das Symbol für Gelassenheit und Ruhe. Wenn Sie sich in einer gereizten Stimmung befinden, beginnen Sie Ihr Yoga-Programm mit dieser Übung, denn sie beseitigt eine aggressive Haltung sofort.

➤ **Ausführung**
Setzen Sie sich in der Stärkungshaltung (5) auf den Boden. Bringen Sie die linke Hand bei erhobenem Arm mit der Handfläche zwischen die Schulterblätter und ergreifen Sie diese von unten mit der rechten Hand. Verschränken Sie die Finger miteinander. Dann prüfen Sie Ihre aufrechte Haltung, die Brust ist etwas nach vorn gewölbt.
Üben Sie die Haltung immer gegengleich, d.h. rechtes Bein über dem linken und rechter Arm erhoben. Verbleiben Sie je 2 Minuten in dieser Stellung.

➤ **Nutzen und Heilwirkung**
Die Stellung stärkt die sexuellen Energien und hilft bei Schlaflosigkeit. Durch die Zunahme der Blutzirkulation in der

Arm-, Schulter- und Fußregion bekämpft sie Rheuma in den Schulter-, Hüft- und Fußgelenken. Durch die gegengleiche Haltung der Arme werden beide Lungenflügel aktiviert. Deshalb ist diese Übung von großem Nutzen für Personen, die an Asthma oder Tuberkulose leiden.
Des Weiteren beseitigt sie Beschwerden wie Sodbrennen und Appetitlosigkeit.

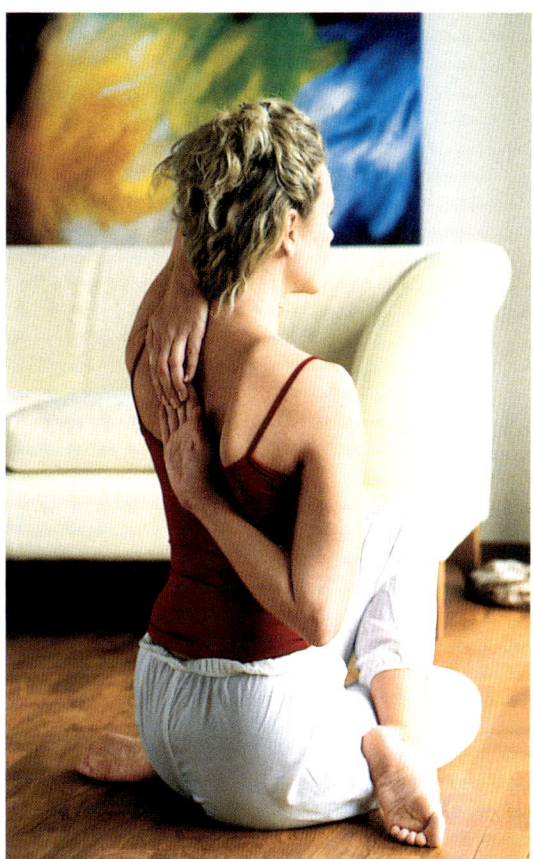

Kuhgesichthaltung
Gomukhasana

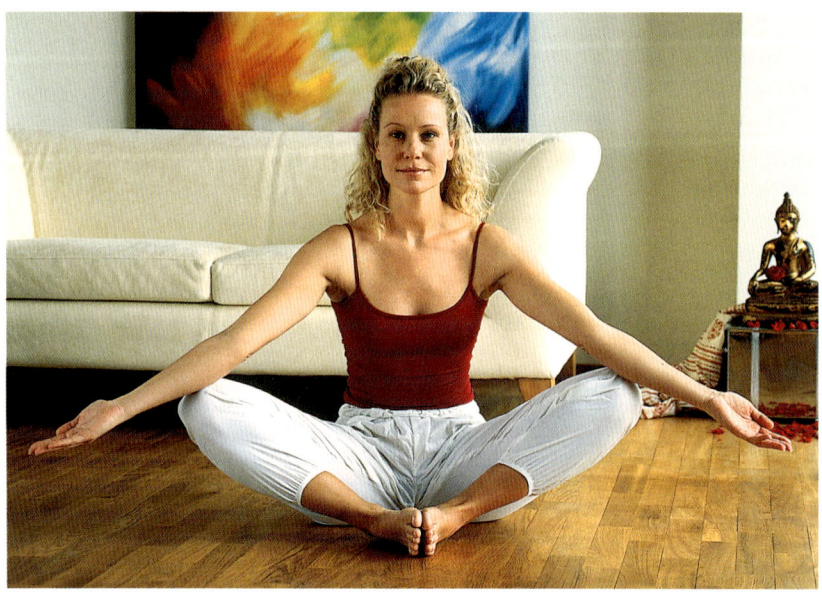

Prismahaltung · *Bhadrasana*

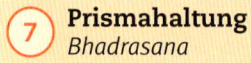

(7) Prismahaltung
Bhadrasana

Ein gesundes Sexualleben fördert das körperliche und geistige Wohlbefinden. Die westliche Medizinwissenschaft misst der Samenflüssigkeit außer zu Reproduktionszwecken keine besondere Bedeutung zu. Die Yogis und ayurvedischen Wissenschaftler hingegen verfolgen mit dieser Übung das Ziel, möglichst viel Samenflüssigkeit im Körper zurückzubehalten, da diese so lebenswichtig ist wie unser Blut. Diese Haltung ist deshalb auch als *Gorakshasana* (die Haltung, welche die Sinne beschützt) bekannt.

Bhadrasana ist eine der 28 ursprünglichen meditativen Asanas. Die Ausführung dieser Übung ist nicht leicht und anfangs mit einigen Schmerzen verbunden. Versuchen Sie Ihr Bestes, auch wenn es einige Zeit dauert, bis Sie mit den Knien den Boden berühren können.

➤ **Ausführung**
Setzen Sie sich auf den Boden mit angezogenen Füßen, die Fußsohlen gegeneinander. Spreizen Sie die Knie und drücken Sie diese durch Aufstemmen der Arme bis auf den Boden. Anfangs können Sie diese Übung auch dynamisch ausführen, d. h. Sie atmen für 2 Sekunden ein, während Sie die Knie nach unten drücken.

Verbleiben Sie mit angehaltenem Atem 6 Sekunden in dieser Stellung. Atmen Sie aus (2 Sek.) und entspannen Sie alle Körperglieder. Wiederholen Sie diese Übung 5–10-mal.

Die Haltung wird leichter, wenn Sie sich mit dem Rücken an eine Wand stützen. Nach einiger Übung sollten Sie 5–10 Minuten in *Bhadrasana* verweilen können und normal atmen.

➤ Nutzen und Heilwirkung

Bhadrasana lockert die Hüftgelenke, dehnt die innere Oberschenkelmuskulatur und verhindert unfreiwillige Samenergüsse. Die Yogis praktizieren diese Stellung, um ihre sexuelle Energie vollkommen unter Kontrolle zu bringen. Sie reguliert auch bei Frauen die sexuelle Energie der unteren beiden Chakren, sollte aber nicht während der Menstruation oder in der Schwangerschaft geübt werden. Des Weiteren hilft sie auch bei Hämorrhoiden.

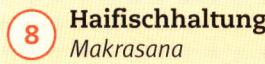

8 **Haifischhaltung**
Makrasana

➤ Ausführung

Setzen Sie sich in den Lotussitz (3). Beugen Sie sich mit Hilfe der Hände nach vorn, bis Sie auf den Bauch zu liegen kommen. Legen Sie die Hände auf den Rücken, die Handflächen ineinander gelegt. Richten Sie die Fingerspitzen nach oben, entlang dem Rückgrat; schieben Sie sie möglichst hoch. Das Kinn verbleibt auf dem Boden.

Atmen Sie normal, und versuchen Sie, bis zu 2 Minuten in dieser Stellung zu verbleiben.

Haifischhaltung · *Makrasana*

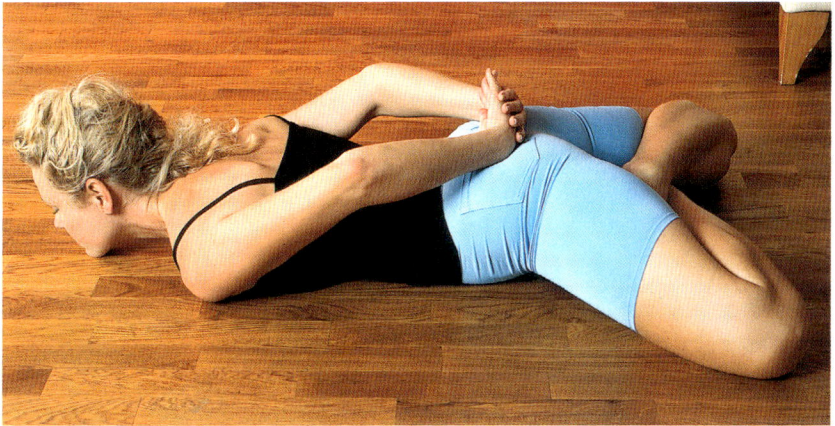

➤ **Nutzen und Heilwirkung**

Dieses Asana hilft bei Schultergelenkrheuma und stärkt die Lendenwirbelsäule.

Die Atmung in den meditativen Stellungen

Sie können das Atmen auf verschiedene Weise kontrollieren.

● Bei der ersten Methode konzentrieren Sie alle Ihre geistigen Kräfte auf Ihre Atmung. Verkrampfen Sie sich jedoch nicht, sondern lassen Sie Ihren Körper ganz entspannt in der betreffenden Haltung. Schließen Sie die Augen und zählen Sie Ihre Atemzüge von eins bis hundert. Versuchen Sie nicht, sich einen bestimmten Atemrhythmus aufzuzwingen. Beobachten Sie Ihre Atmung wie aus weiter Distanz, jedoch mit aller Aufmerksamkeit. Nach kurzer Zeit wird Ihr Atem ruhiger und ruhiger. Wenn Sie bis hundert gezählt haben, sind Sie bereits so entspannt, dass Sie gar nicht mehr aufhören möchten.

Diese Atmungskontrolle sollten Sie in Verbindung mit einer meditativen Haltung jedesmal zu Beginn Ihres Yoga-Programms durchführen. Somit können Sie sich von Ihren Alltagsproblemen loslösen, um dann mit voller Aufmerksamkeit die nachfolgenden Yoga-Übungen auszuführen.

● Die zweite Atmungsmethode besteht darin, dass Sie in einem bestimmten Rhythmus atmen. Unser Atmen kann in vier verschiedene Vorgänge aufgeteilt werden:

1. Einatmen
2. Zurückhalten des Atems
3. Ausatmen
4. Aussetzen des Atmens

Die Basis für die meditativen Asanas ist 2:4:2, beispielsweise

❚ 2 Sekunden Einatmen
❚ 2 Sekunden Zurückhalten
❚ 2 Sekunden Ausatmen

Das Aussetzen des Atmens wird nur in gewissen kurativen Asanas geübt, was dort noch näher erklärt wird. Auch kann sich die Zeitdauer einer bestimmten Übung anpassen.

Das Befolgen dieser Atmungsmethoden steigert die Heilwirkung jeder einzelnen Übung um ein Vielfaches.
Die Synchronisation des Atems mit der Körperbewegung harmonisiert auf perfekte Art und Weise die Beziehung zwischen Geist und Körper.
Die Lungenkapazität wird um ein Vielfaches erhöht. Denken Sie daran, Yoga-Übungen nie wie gewöhnliches Turnen auszuführen.

KURATIVE ASANAS

Kurative (heilende) Asanas lassen sich in fünf Gruppen unterteilen:

1. Asanas für die Körperglieder – siehe S. 32.
2. Asanas für die Wirbelsäule – siehe S. 45.
3. Asanas zur intraabdominalen Kompression (Zusammenpressen des Unterleibes) – siehe S. 77.
4. Asanas zur Umkehrung der Blutzirkulation (Kopf-nach-unten-Asanas) – siehe S. 86.
5. Entspannungsübungen – siehe S. 89.

Die ältesten klassischen Texte über Yoga betonen vor allem die meditativen Asanas, da damals Yoga ausschließlich zu Meditationszwecken angewandt wurde. Die Notwendigkeit, die inneren wie auch die äußeren Körperteile zu trainieren, führte bald zu den kurativen Asanas. Denn wenn der Körper nicht zur Genüge geübt wird, beeinträchtigt dies sein richtiges Funktionieren und gefährdet somit auch die erfolgreiche Ausführung der Meditation.

Fälschlicherweise glauben die meisten Menschen, sie bestünden lediglich aus einem materiellen Körper. Es ist jedoch festzustellen, dass in einem toten Körper alle Bestandteile wie Gehirn, Rückenmark, Herz, Augen, Beine etc. immer

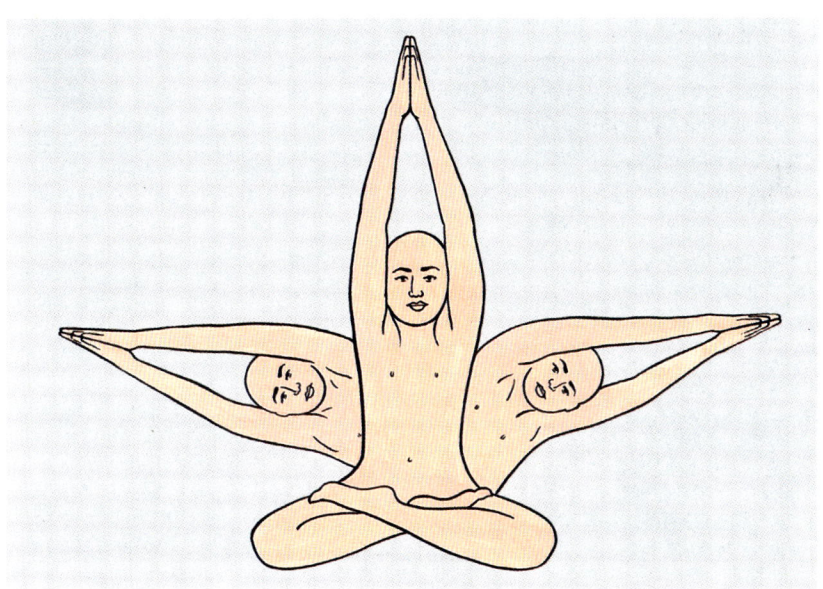

noch vollständig vorhanden sind; dennoch finden wir kein Bewusstsein mehr vor. Dieses Bewusstsein, das aus Seele, Lebenskraft, Intellekt und Geist besteht, bildet unsere Persönlichkeit. Aus diesem Bewusstsein gehen Urteilskraft, Konzentration, Emotion und Gefühl hervor. Wir müssen demnach lernen, unseren Körper als eine Ganzheit zu sehen, die uns zu dem Menschen macht, der wir sind.

Eine Kombination von meditativen und kurativen Asanas garantiert eine perfekte Harmonie unserer ganzheitlichen Persönlichkeit.

Asanas für die Körperglieder

Die folgenden Yoga-Übungen dienen der Beseitigung von Steifheit, überflüssigem Fett und der Entspannung einzelner Körperglieder. Eine verbesserte neuromuskuläre Koordination trägt zu Ihrem Wohlbefinden bei. Die hier trainierten Körperglieder sind die unteren und oberen Extremitäten sowie die involvierten großen Gelenke wie Schultern und Hüften.

Sie werden überrascht sein zu erfahren, dass es in den meisten Fällen eine ganz einfache Übung gibt, um einen gezielten Aufbau eines bestimmten Organs zu bewirken. Daneben gibt es aber auch eine sehr schwierige, mehr an Bestrafung erinnernde Übung. Sie können zum Beispiel *Utkatasana* (18), eine leichte Yoga-Haltung zur Stärkung der Oberschenkel und Beine, ausführen. Manche Menschen sind damit nicht zufrieden und üben schwierigste Positionen wie *Garbhasana* oder *Dhanurakarshanasana*, erreichen damit aber das gleiche Ergebnis.

Unsere Erfahrung hat gezeigt, dass die einfachen Übungen im Allgemeinen bessere Resultate erzielen. Wichtig ist – es wurde bereits gesagt – die innere Beziehung des Einzelnen zu jeder Übung und deren richtige Ausführung. Dieses Buch möchte demonstrieren, dass Sie auch mit unkomplizierten Yoga-Übungen sehr gute Resultate erzielen können.

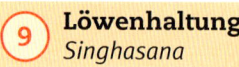

⑨ Löwenhaltung
Singhasana

Singha heißt Löwe und ist gleichbedeutend mit stark. *Singhasana* ist ein Schönheitsmittel für beide Geschlechter, denn es glättet müde Fältchen und reinigt den Teint. Zudem wirkt es vor allem in Stress-Situationen günstig und baut Aggressionen wirksam ab.

Wenn Sie einmal sehr wütend auf jemanden sind, sollten Sie dieses Asana ausführen; Sie werden erstaunt sein über die Wirkung!

➤ **Ausführung**
Setzen Sie sich in die Festhaltung (2). Heben Sie das Gesäß ein wenig hoch

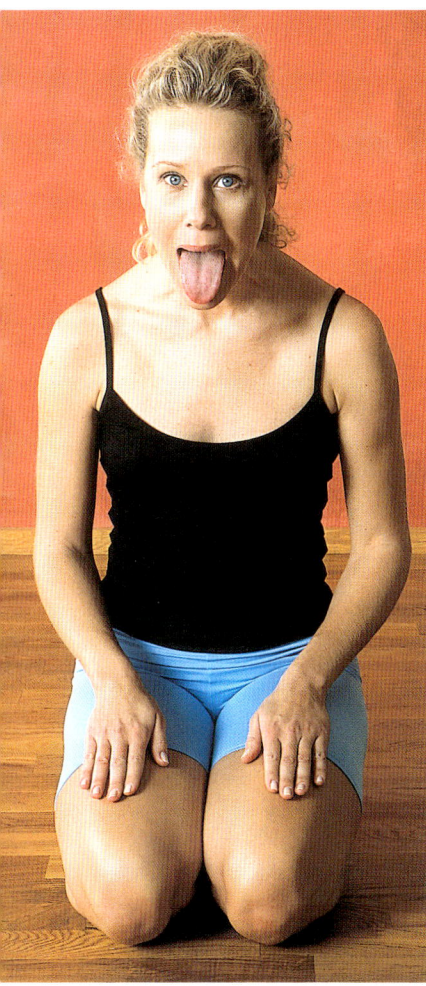

Löwenhaltung
Singhasana

bis das Kinn das Brustbein berührt. Strecken Sie die Zunge so weit wie möglich heraus, so dass die Zungenspitze das Kinn berührt. Reißen Sie die Augen weit auf.
Atmen Sie normal, und verbleiben Sie in dieser Stellung für 20 Sekunden. Ziehen Sie die Zunge ein und entspannen Sie sich.
Wiederholen Sie diese Übung 3-mal.

➤ Nutzen und Heilwirkung

Singhasana verbessert die Stimme und kann sogar Stottern beheben. Zunge, Mundboden, Rachen und Gesichtshaut werden kräftig durchblutet.
Die Haltung verschafft Erleichterung bei Halsschmerzen und Mandelerkrankungen.
Bei regelmäßigem Praktizieren dieser Übung werden Gesichtsfältchen, unreine Haut und Doppelkinn bald der Vergangenheit angehören.
Die Übung hat eine sedierende, d.h. beruhigende Wirkung.

und nehmen Sie die Füße auseinander, so dass Sie auf den Boden zu sitzen kommen. Die Knie müssen zusammenbleiben. Legen Sie die Hände auf die Knie. Öffnen Sie den Mund vollständig,

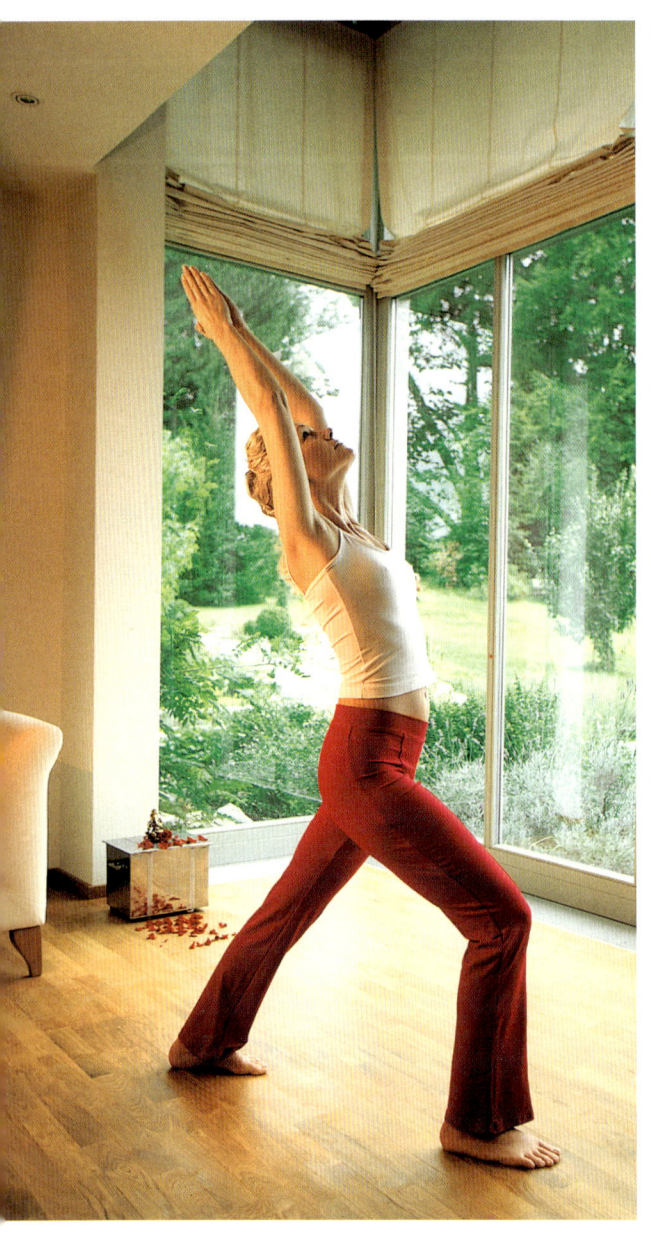

(10) **Tapferkeitshaltung**
Birwadrasana

Bir heißt tapfer. Der Körper sieht in dieser Haltung sehr elegant aus. Die Übung kann in die Reihe der Surya-Namaskaras eingereiht werden, die ein altes indisches Zeichen der Ehrerbietung an die aufgehende Sonne darstellen.

➤ **Ausführung**

Halten Sie die Füße etwa 50 Zentimeter voneinander entfernt in Vorgrätschstellung. Biegen Sie den Rumpf mit hochgestreckten Armen nach hinten, die Handflächen gegeneinander gepresst. Das vordere Bein wird leicht gebeugt, während das hintere gestreckt bleibt. Atmen Sie völlig normal und verbleiben Sie in dieser Stellung für 20 Sekunden. Wechseln Sie die Beinstellung und wiederholen Sie die Übung je 3-mal.

➤ **Nutzen und Heilwirkung**

Diese Haltung beseitigt die Fettgewebe nicht nur des Bauches, sondern des ganzen Körpers. Sie hilft auch bei Verstopfung und Blähungen.

Tapferkeitshaltung
Birwadrasana

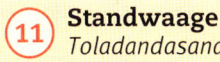

Standwaage
Toladandasana

➤ **Ausführung**

Stehen Sie auf einem Bein. Bringen Sie den Körper mit ausgestrecktem Bein und ausgestreckten Armen parallel zum Boden. Schauen Sie nach unten. Atmen Sie normal und verbleiben Sie in dieser Stellung für 10–15 Sekunden. Wiederholen Sie die Übung gegengleich je 5-mal.

➤ **Nutzen und Heilwirkung**

Dies ist eine ausgezeichnete Übung zum Training des Gleichgewichts.
Die Hüft- und Rückenmuskulatur wird gekräftigt.

Standwaage · *Toladandasana*

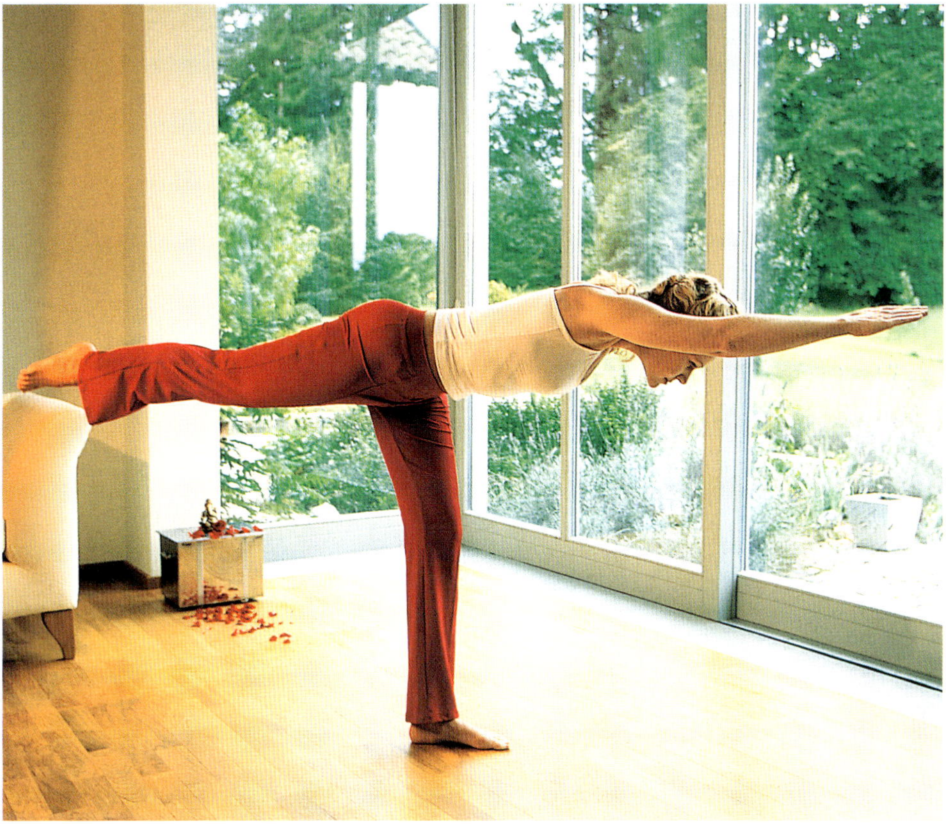

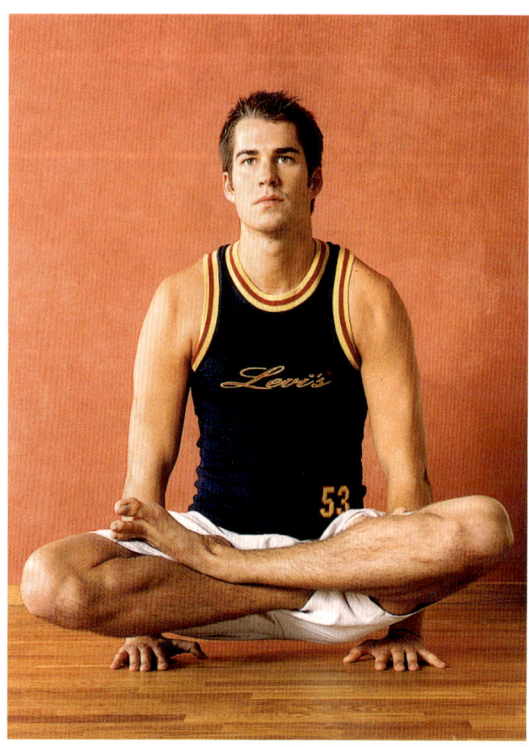

Erhobener Lotussitz · *Utthita Padmasana*

atmen, und verbleiben Sie in dieser Stellung bis zu 2 Minuten.

➤ Nutzen und Heilwirkung
Die Übung schult das Gleichgewicht und die Konzentrationsfähigkeit. Die Muskelgruppen der Arme, des Bauches und des Schultergürtels werden gekräftigt.

➤ Achtung
Es kann passieren, dass Sie sich, falls Sie das Gleichgewicht verlieren und aus der Haltung fallen, verletzen. Seien Sie deshalb bei dieser Übung besonders vorsichtig!

(13) Waagehaltung
Tolalangasana

➤ Ausführung
Setzen Sie sich im Lotussitz (3). Legen Sie sich auf den Rücken, indem Sie die Hände mit den Handflächen nach oben unter das Gesäß schieben. Heben Sie den Rumpf und die Beine etwa 20 Zentimeter von der Unterlage ab, so dass der Körper mit dem Gesäß auf den Handflächen und Unterarmen zu ruhen kommt.
Atmen Sie normal, und verbleiben Sie 15–20 Sekunden in dieser Stellung. Wiederholen Sie die Übung 5–10-mal.

➤ Nutzen und Heilwirkung
Tolalangasana dient zur Kräftigung der gesamten Muskulatur, besonders aber der Hals- und Schultermuskeln.

(12) Erhobener Lotussitz
Utthita Padmasana

Utthita heißt erhoben. Der Zweck dieser Übung ist, Hände, Arme und Schultergürtel zu stärken.

➤ Ausführung
Setzen Sie sich im Lotussitz (3). Legen Sie die Hände zu beiden Seiten auf den Boden und stemmen Sie den ganzen Körper hoch. Versuchen Sie, normal zu

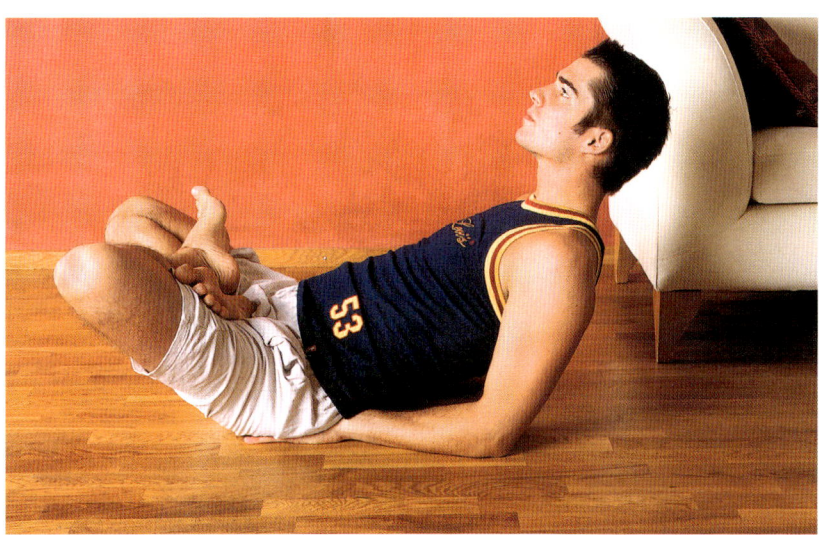

Waagehaltung · *Tolalangasana*

Halspose
Kanthasana

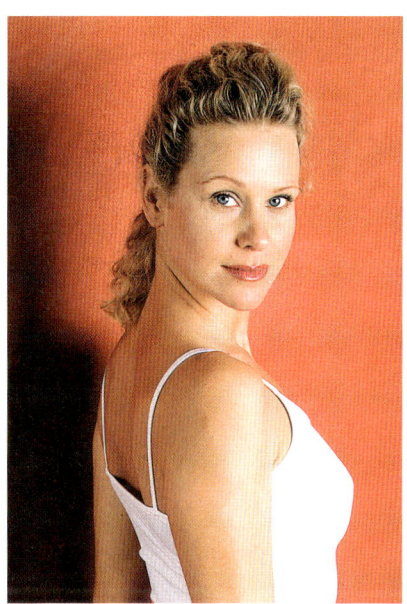

(14) **Halspose**
Kanthasana

Dies ist zwar keine klassische Yoga-
Haltung, doch sie komplettiert unser
Übungsprogramm.

➤ **Ausführung**
Stellen Sie sich aufrecht hin. Wenn Sie
wollen, können Sie die Arme auf dem
Rücken verschränken. Atmen Sie ein
(2 Sek.) und biegen Sie den Kopf nach
hinten. Bleiben Sie in dieser Stellung
mit angehaltenem Atem für 4 Sekunden.

Atmen Sie aus (2 Sek.) und bringen Sie den Kopf in die normale Haltung zurück. Beugen Sie nun den Kopf nach vorn, während Sie einatmen (2 Sek.). Verbleiben Sie auch in dieser Stellung für 4 Sekunden mit angehaltenem Atem. Dann atmen Sie aus (2 Sek.) und kehren in die Ausgangsposition zurück. Drehen Sie auf gleiche Art und Weise den Kopf ganz nach rechts sowie nach links. Wiederholen Sie die Übung auf jeder Seite je 3-mal.

➤ **Nutzen und Heilwirkung**
Kanthasana stärkt alle Nackenmuskeln. Die Luftröhre und der Kehlkopf werden abwechselnd zusammen- und auseinandergezogen, was die Immunität der entsprechenden Organe erhöht.

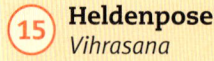

15 **Heldenpose**
Vihrasana

Ein gesundes Selbstvertrauen macht manches in unserem Leben leichter. *Vihrasana* zeigt sehr schön, wie Yoga-Übungen direkt unser emotionales Leben beeinflussen.

➤ **Ausführung**
Setzen Sie sich aufrecht auf den Boden. Beugen Sie das linke Bein und schieben Sie den Fuß unter Ihr Gesäß, bis Sie auf der Ferse zu sitzen kommen. Winkeln Sie nun auch das rechte Bein an, so

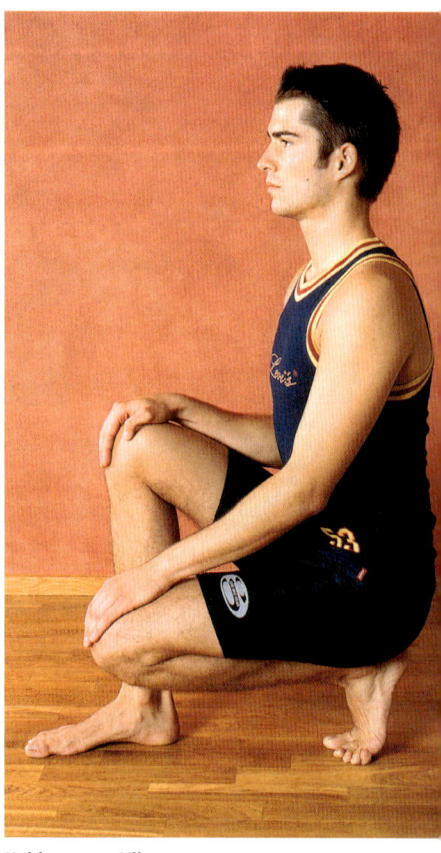

Heldenpose · *Vihrasana*

dass die Fußsohle fest auf dem Boden ruht. Legen Sie die Hände auf die entsprechenden Knie.
Atmen Sie normal und verbleiben Sie für 10 Sekunden in dieser Stellung. Kehren Sie in die Ausgangsstellung zurück und wiederholen Sie diese Übung wechselseitig je 5-mal.

Sie können allmählich bis zu 2 Minuten in dieser Haltung verbleiben.

➤ **Nutzen und Heilwirkung**

Vihrasana stärkt die Muskulatur der Füße und Unterschenkel. Der Haupteffekt liegt jedoch in der Entwicklung der Willenskraft und des Selbstvertrauens.

➤ **Nutzen und Heilwirkung**

Die Zehenhaltung erhöht die Konzentrationsfähigkeit, stärkt die Zehen und das Fußgewölbe. Sie wird oft bei Fußanomalien (Plattfüße, rheumatische Erkrankungen der Fußgelenke etc.) angewandt. Außerdem hilft die Übung auch bei Hämorrhoidalleiden.

⑯ Zehenhaltung
Padangushtasana

Früher standen den Yogis keine modernen Instrumente zur Verfügung, um die Konzentrationsfähigkeit ihrer Schüler zu messen. Mit Hilfe dieses Asana waren sie jedoch in der Lage, den Fortschritt ihrer Studenten genau zu testen.

➤ **Ausführung**

Machen Sie eine Kniebeuge, bis Sie auf die angehobene rechte Ferse zu sitzen kommen. Die Zehen und der Fußballen müssen am Boden bleiben. Legen Sie nun den linken Fuß auf den rechten Oberschenkel. Die Knie sollen möglichst auf gleicher Höhe bleiben. Lassen Sie die Hände auf den Knien ruhen.
Die Übung wird leichter, wenn Sie sich auf einen Punkt am Boden oder an der Wand konzentrieren. Atmen Sie normal. Verbleiben Sie 15 Sekunden auf der rechten und dann 15 Sekunden auf der linken Ferse, und wiederholen Sie die Übung je 5-mal.

Zehenhaltung · *Padangushtasana*

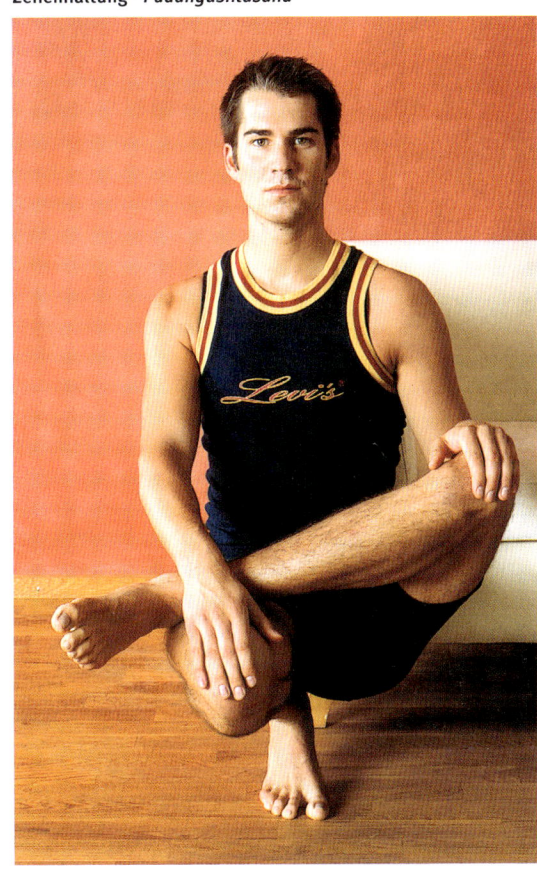

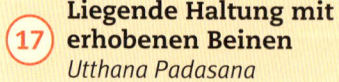

Liegende Haltung mit erhobenen Beinen
Utthana Padasana

(17)

Utthana Pada heißt: mit angehobenen Beinen.

➤ **Ausführung**

Legen Sie sich auf den Rücken, die Arme ausgestreckt an der Körperseite, die Handflächen auf dem Boden.
Atmen Sie ein (3 Sek.) und heben Sie die ausgestreckten Beine etwa 30 Zentimeter vom Boden weg. Verbleiben Sie in dieser Stellung für 6 Sekunden, ohne auszuatmen.

Atmen Sie aus (3 Sek.) und legen Sie die Beine behutsam auf den Boden zurück.
Wiederholen Sie die Übung 10-mal. Nach einigen Wochen des Trainings sollten Sie in der Lage sein, die Beine 2 Minuten oben zu behalten und dabei normal zu atmen.

➤ **Nutzen und Heilwirkung**

Diese Haltung stärkt die Bauchmuskulatur. Bei fleißigem Training dieses Asana erreicht man auch eine Reduktion des Bauchfetts. *Utthana Padasana* kann im frühen Stadium gegen Bruchleiden angewandt werden.

Liegende Haltung mit erhobenen Beinen · *Utthana Padasana*

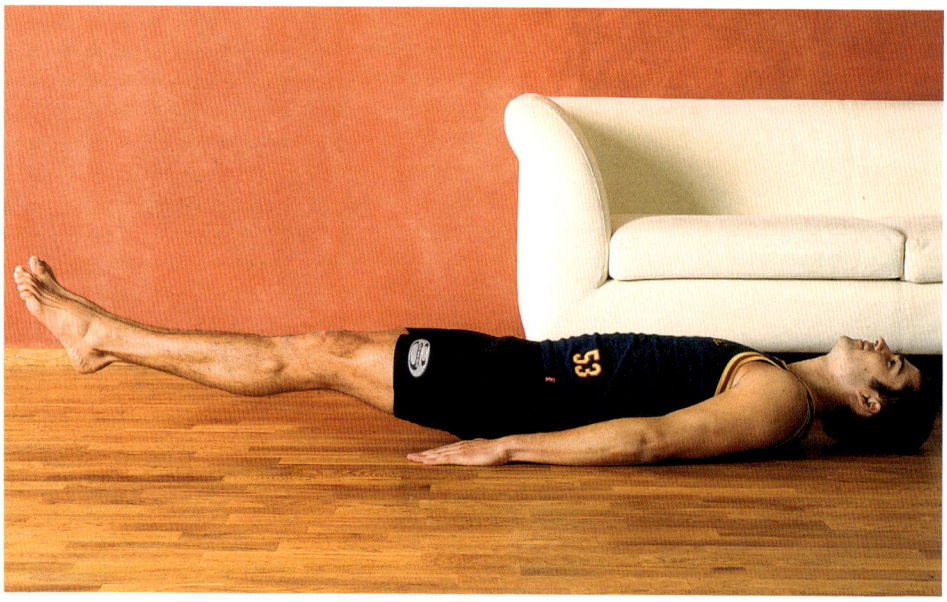

(18) Kniebeugehaltung
Utkatasana

Dieses Asana ist der bei uns bekannten Kniebeuge sehr ähnlich.

➤ **Ausführung**
Stellen Sie sich aufrecht hin, die Füße sind parallel und etwas auseinander. Fixieren Sie Ihre Augen auf einen vor Ihnen auf Augenhöhe liegenden Punkt. Während Sie einatmen, heben Sie die Arme in eine horizontale Lage sowie die Fersen so hoch wie möglich. Halten Sie in dieser Stellung den Atem für 4 Sekunden an.
Beugen Sie die Knie, bis Sie auf Ihre Fersen zu sitzen kommen. Atmen Sie gleichzeitig in 2 Sekunden aus. Verharren Sie, ohne wieder einzuatmen, für 4 Sekunden in dieser Stellung. Dann strecken Sie die Knie, bis Sie wieder aufrecht auf den Zehen zu stehen kommen, währenddessen atmen Sie in 2 Sekunden ein. Der Atemrhythmus ist: Einatmen 2 Sekunden, Anhalten 4 Sekunden, Ausatmen 2 Sekunden, Aussetzen 4 Sekunden, Einatmen 2 Sekunden (2:4:2:4:2).
Üben Sie diese Haltung 6–10-mal.

➤ **Nutzen und Heilwirkung**
Diese Übung stärkt die Muskulatur der Beine – insbesondere der Oberschenkel –, hilft gegen Gicht und Arthritis, und sie korrigiert auch Plattfüße.

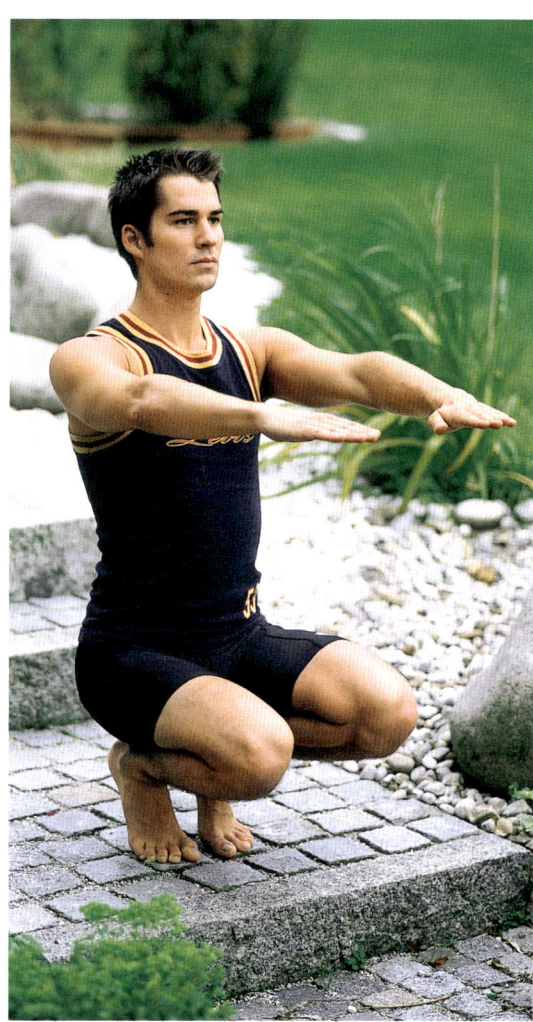

Kniebeugehaltung
Utkatasana

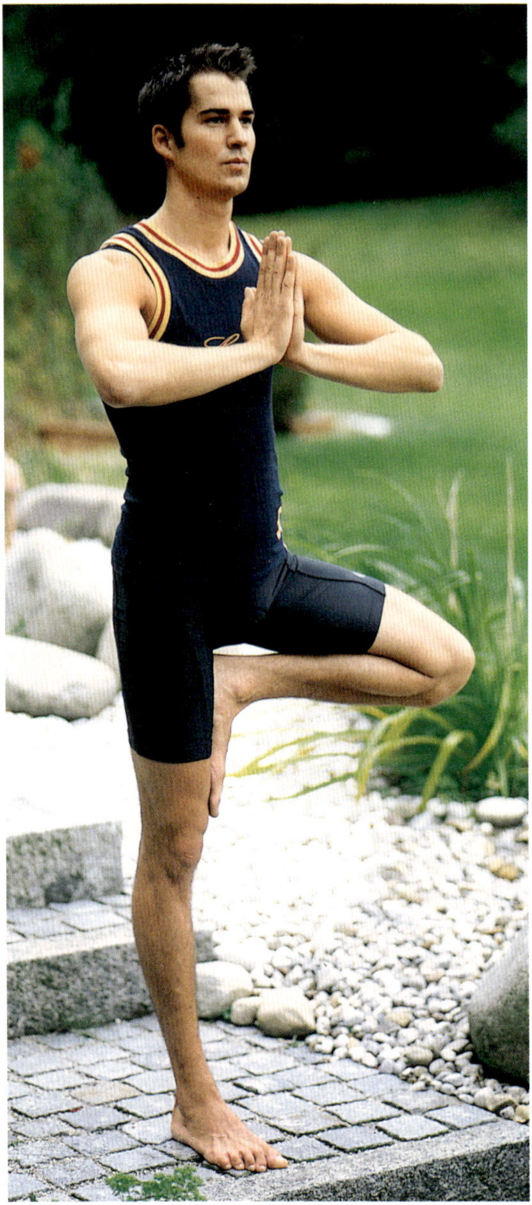

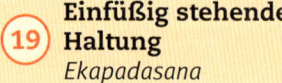

Einfüßig stehende Haltung
Ekapadasana

Eka bedeutet ein, *Pada* Fuß. Diese Haltung sieht sehr leicht aus, bedarf aber einiger Übung, um sie korrekt auszuführen.
Üben Sie *Ekapadasana* zuerst mit offenen Augen. Später versuchen Sie, bei geschlossenen Augen das Gleichgewicht zu halten.

➤ **Ausführung**
Stellen Sie sich aufrecht hin. Heben Sie eines der Beine hoch, stemmen Sie den Fuß gegen den Oberschenkel des anderen Beins und die Ferse gegen die Leiste. Halten Sie die Hände in Gebetspose vor der Brust und behalten Sie das Gleichgewicht.
Wechseln Sie die Füße gegenseitig ab. Atmen Sie normal. Versuchen Sie, diese Haltung auf jedem Bein 3 Minuten auszuführen.

➤ **Nutzen und Heilwirkung**
Entspannt die Beinmuskulatur, trägt zu neuromuskulärer Kontrolle bei und erhöht die Kontrolle über das Gleichgewicht.

Einfüßig stehende Haltung
Ekapadasana

20 Adlerhaltung
Garudasana

In der Regel können Frauen diese Übung leichter ausführen. Es schadet aber auch den Männern nicht, diese Haltung regelmäßig zu praktizieren.

➤ Ausführung

Stehen Sie aufrecht. Heben Sie den rechten Oberschenkel über den linken und haken Sie den Fuß von hinten über die linke Ferse. Führen Sie diesen Vorgang aus, während Sie ausatmen (5 Sek.). Drehen Sie einen Arm um den anderen, bis sich die beiden Handflächen wieder berühren.
Bleiben Sie in dieser Haltung, ohne wieder einzuatmen, für 5 Sekunden. Während Sie in die normale Stellung zurückkehren, atmen Sie langsam ein (5 Sek.).
Wiederholen Sie dieses Asana auf jedem Bein 5-mal. Nach einiger Übung können Sie auch in dieser Haltung 2–3 Minuten verbleiben.

➤ Nutzen und Heilwirkung

Lockert die Gelenke, macht die Arme und Beine geschmeidig. Streckt die Bänder und Muskeln.

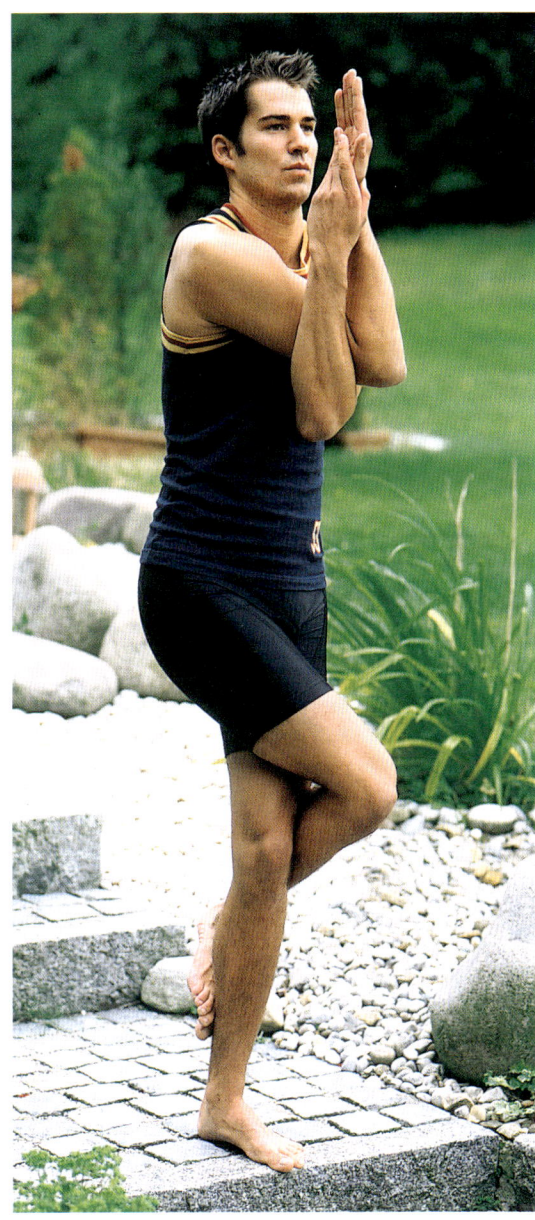

Adlerhaltung
Garudasana

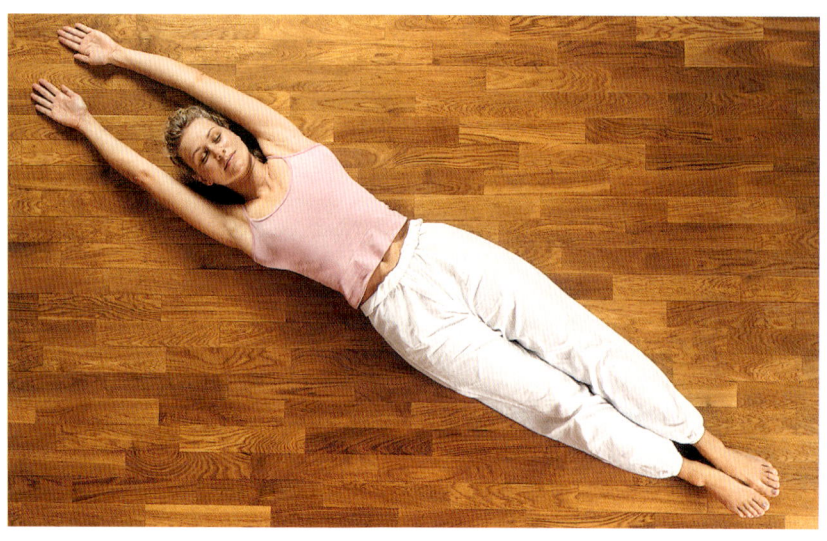

Gehobene-Hände-Haltung
Urdhwa Hastasana

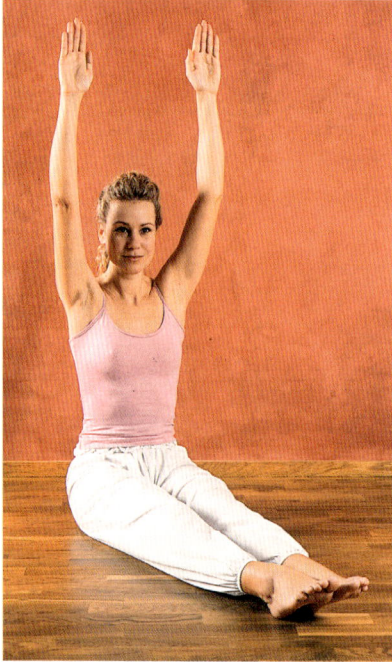

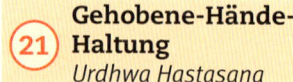

(21) Gehobene-Hände-Haltung
Urdhwa Hastasana

Urdhwa bedeutet gehoben und *Hasta* Hände. Hier dient diese Übung zur Streckung der Wirbelsäule und der Körperglieder. Wenn die Bewegung weitergeführt wird, bis die gestreckten Arme und Hände die Zehen berühren, findet zusätzlich ein Beugen des Rückgrates nach vorn statt. Vorerst begnügen wir uns jedoch damit, von der liegenden bis in die aufrecht sitzende Stellung zu gelangen.

➤ Ausführung

Legen Sie sich mit über den Kopf gestreckten Armen rücklings auf den Boden. Strecken Sie den ganzen Körper maximal, als ob Sie von unsichtbaren Kräften auseinander gezogen würden. Atmen Sie tief ein. Mit dem Beginn des Ausatmens heben Sie Ihren Oberkörper sanft vom Boden ab, bis Sie aufrecht und mit hochgestreckten Armen zu sitzen kommen.

Atmen Sie ein und legen Sie sich wieder hin, ohne die Position der Arme zu verändern.

Das Vorwärtsbeugen kann fortgesetzt werden, bis die Hände die Zehen berühren.

Achten Sie darauf, dass Sie immer ausatmen, wenn Sie vom Boden abheben, und einatmen, wenn Sie sich wieder hinlegen.

Wiederholen Sie die Übung 10-mal.

➤ Nutzen und Heilwirkung

Diese Haltung stärkt die Bänder und Muskeln der Lenden- und Kreuzwirbel und beugt Ischias-Schmerzen vor. Sie beseitigt Fettpolster der Bauchwand und hilft bei chronischer Verstopfung.

Asanas für die Wirbelsäule

Das reibungslose Funktionieren unseres körperlichen Mechanismus hängt weitgehend von einer gesunden Wirbelsäule ab. In der Yoga-Terminologie nennen wir die Wirbelsäule *Meru Danda,* nach dem Berg Meru, dem Drehpunkt des Universums. Der menschliche Körper wird hier mit einem Mikrokosmos verglichen: Das Rückgrat stellt den Berg Meru dar, die drei Seen sind die Drüsen, die 50 000 Flüsse die Nerven und der Ozean der Solarplexus. Die Sonne und den Mond finden wir als das rechte und das linke Nasenloch wieder, welche einen mächtigen Einfluss auf alle Körperfunktionen ausüben.

Da laut dieser Interpretation dem Berg Meru eine wichtige Bedeutung zukommt, legt das Yoga-System größten Wert auf eine gesunde Wirbelsäule, denn wenn diese intakt ist, können wir generell damit rechnen, frei von Krankheiten zu sein.

Durch die Beseitigung von Rückenschmerzen und den Aufbau einer elastischen, widerstandsfähigen Wirbelsäule wird Yoga schon sehr bald zu Ihrem besten Freund werden. Hingegen möchte ich dringend davor warnen, mit Yoga zu experimentieren. Wenn Sie bereits Rückenschmerzen haben, lassen Sie sich zuerst von einem Facharzt beraten, bevor Sie aufs Geratewohl mit Yoga-Übungen beginnen.

Das Ziel der Yogis des Altertums war jedoch nicht nur das optimale physische und psychische Funktionieren der Wirbelsäule. Sie sagten, dass die Potentialität für spirituelle Entwicklung im Mittelnerv der Wirbelsäule schlummert, nämlich die »Kundalini-Kraft«.

Wer auf dem spirituellen Pfad fortschreiten möchte, muss daher zuerst diese »Kundalini Shakti« erwecken. Das Symbol dieser Kundalini-Kraft ist eine Schlange, die sich in sieben Windungen um die Wirbelsäule schlingt. Die Ähn-

lichkeit mit unserem abendländischen Symbol der Ärzte und Apotheker, dem Äskulapstab, das eine Schlange in siebenfacher Windung um einen Stab zeigt, ist überraschend.

Die Asanas für die Wirbelsäule können noch weiter unterteilt werden:

▮ in vertikales Strecken,
▮ in seitliches Strecken,
▮ in Strecken nach vorn,
▮ in Strecken nach hinten,
▮ in Drehungen.

Beugung der Wirbelsäule

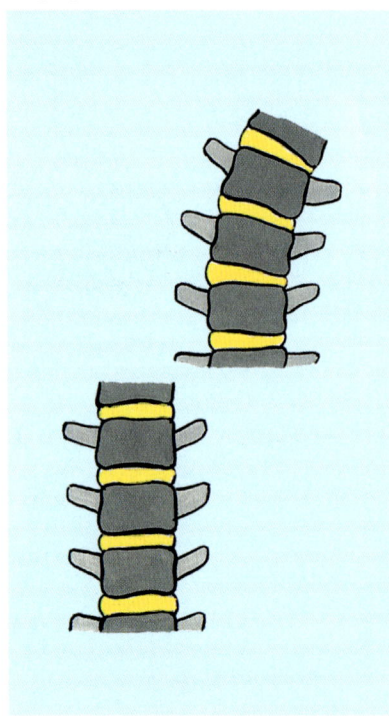

Üben Sie nie nur Asanas einer einzigen Kategorie der oben erwähnten Gruppen. Ergänzen Sie ein Beugen des Rückgrates nach vorn mit einer gegenseitigen Übung, in diesem Falle mit dem Beugen der Wirbelsäule nach hinten.

Die Wirbelsäule besteht aus 33 knochigen Ringen, den Wirbeln. Zwischen jedem Wirbel liegt ein Kissen aus elastischem Knorpel. Diese Kissen machen die Wirbelsäule flexibel und verhindern, dass die einzelnen Wirbel gegeneinander reiben. Sie dämpfen auch Stöße ab und ermöglichen das Biegen in jede Richtung. Der kleinste Fehler im Rückgrat schwächt sofort das ganze Nervensystem.

Bis zu einem gewissen Grad drehen und strecken wir unsere Wirbelsäule täglich. Die unteren Wirbel werden aber nur selten bewegt, was eine mangelhafte Blutzirkulation in dieser Körperregion zur Folge hat.

Vertikales Strecken

(22) Palmenhaltung 1
Talasana 1

Im Gegensatz zu Tannen, die stramm stehen und deshalb vom Wind gebrochen werden, beugen sich die Palmen zur Seite und überleben. Diese Übung verleiht Elastizität und schützt uns vor den Stürmen des Alltags.

➤ Ausführung
Stehen Sie aufrecht, die Füße sind parallel und etwa 30 Zentimeter auseinander. Um das Gleichgewicht zu behalten, fixieren Sie Ihre Augen auf einen vor Ihnen auf Augenhöhe liegenden Punkt. Atmen Sie 2 Sekunden lang tief ein, heben Sie den gestreckten rechten Arm über den Kopf, und heben Sie die Fersen an, so dass Sie nur auf den Zehen stehen. Verbleiben Sie mit angehaltenem Atem für 4 Sekunden in dieser Position. Atmen Sie in 2 Sekunden aus; bringen Sie gleichzeitig Hände und Fersen wieder herunter.
Wiederholen Sie diese Übung 3–5 mal abwechselnd mit dem rechten und dem linken Arm. Die Bewegungen sollen harmonisch und mit dem Atemrhythmus im Einklang ablaufen.

➤ Nutzen und Heilwirkung
Bessere Kontrolle des Gleichgewichts, vertikales Strecken der Wirbelsäule, Strecken der inneren Organe. Die Übung beeinflusst das Wachstum zwischen 10 und 25 Jahren bis zu 6 Zentimeter. Kinder unter 10 Jahre sollten diese Übung dagegen nicht ausführen. Der Körper wird schlank und symmetrisch.

Palmenhaltung 1 · *Talasana 1*

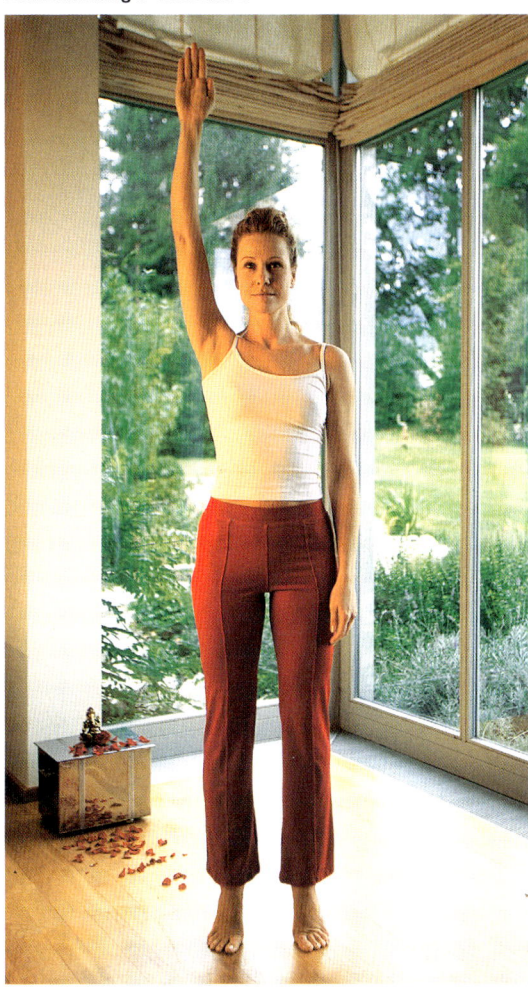

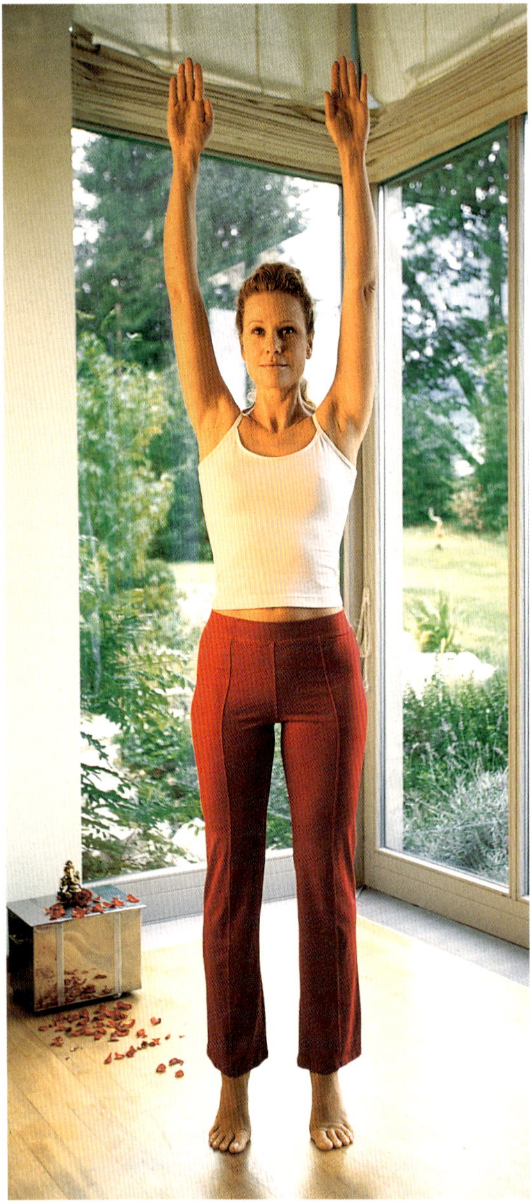

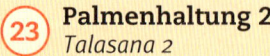

(23) Palmenhaltung 2
Talasana 2

➤ Ausführung

Der Unterschied zwischen dieser Übung und der vorherigen ist, dass nun beide Arme gleichzeitig so hoch wie möglich über den Kopf gestreckt werden, der Körper ist völlig gerade.

Der Atemrhythmus bleibt der gleiche: Einatmen 2 Sekunden, Anhalten des Atems 4 Sekunden, Ausatmen 2 Sekunden (2:4:2).

Wiederholen Sie die Übung 10-mal.

➤ Nutzen und Heilwirkung

Wie bei der Palmenhaltung 1 (22).

Seitliches Strecken

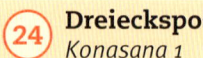

(24) Dreieckspose 1
Konasana 1

Konasana 1 und *2* sind Asanas zur Stärkung der Körperglieder, aber vor allem der Wirbelsäule.

Die Taille und das Rückgrat werden seitlich gestreckt.

Palmenhaltung 2
Talasana 2

➤ **Ausführung**

Stehen Sie aufrecht, die Füße sind parallel und etwa 60 Zentimeter auseinander. Drehen Sie den Kopf seitwärts und
beugen Sie sich zur Seite, während Sie
einatmen. Lassen Sie die eine Hand am
Bein hinuntergleiten, während Sie die
andere nach oben gegen die Achselhöhle ziehen. Sie dürfen Ihren Oberkörper weder nach vorn noch nach hinten
beugen. Die Knie müssen unbedingt gestreckt bleiben.
Beugen Sie sich so tief wie möglich und
verbleiben Sie in dieser Stellung mit angehaltenem Atem (4 Sek.). Gleiten Sie
ausatmend in die Ausgangsposition
zurück. Führen Sie diese Übung auf keinen Fall ruckartig aus.
Wiederholen Sie diese Übung gegengleich 3–5-mal.

➤ **Nutzen und Heilwirkung**

Massage der Leber, Lungen und anderer
innerer Organe. Diese Übung beseitigt
wirksam Fettpolster der Bauch- sowie
der Hüftgegend.
Sie hat positive Auswirkungen auf die
Haut, indem sie Pickel, Furunkel und
Ausschläge beseitigt und Ihrer Gesichtshaut einen besonderen Glanz verleiht.

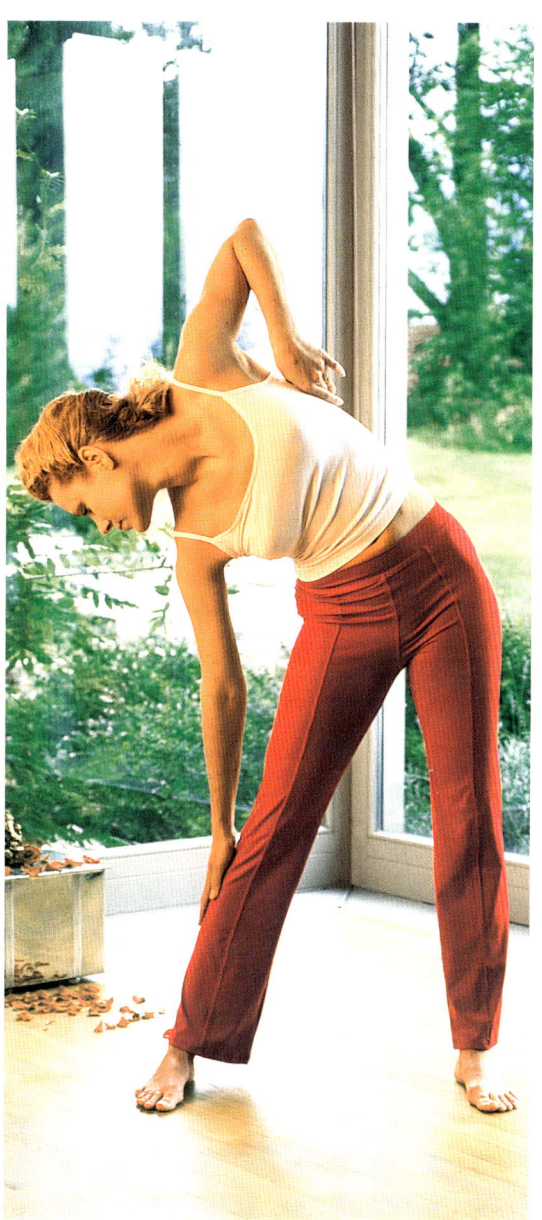

Dreieckspose 1
Konasana 1

Dreieckspose 2
Konasana 2

➤ **Ausführung**

In dieser Haltung wird das Gesicht nach vorn gerichtet. Eine Hand gleitet seitlich das Bein hinunter, während die andere hoch über den Kopf hinweggestreckt wird. Auf diese Weise wirkt das seitliche Strecken noch intensiver.

Die Atmung bleibt die gleiche: 2 Sekunden Einatmen während des Beugens, 3 Sekunden Aussetzen in der Stellung, 2 Sekunden Einatmen beim Hochkommen (2:3:2).
Wiederholen Sie auch diese Übung 3–5-mal auf jeder Seite.

➤ **Nutzen und Heilwirkung**
Wie bei Dreieckspose 1 (24).

Dreieckspose 2 · *Konasana 2*

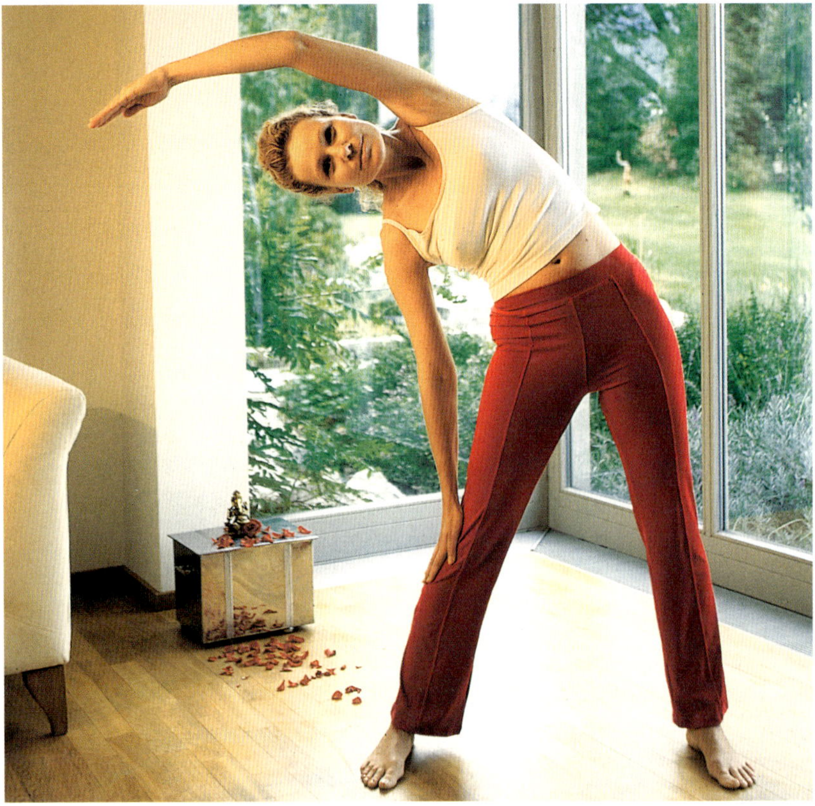

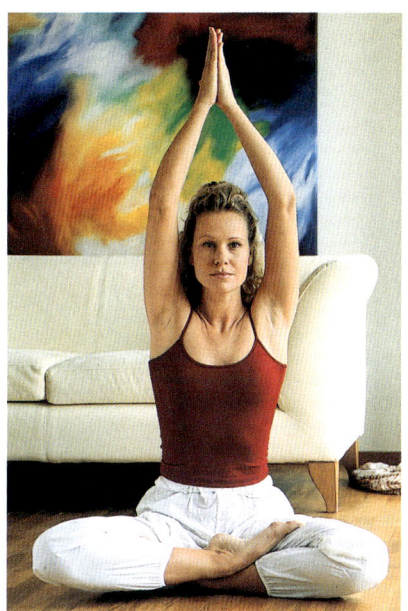

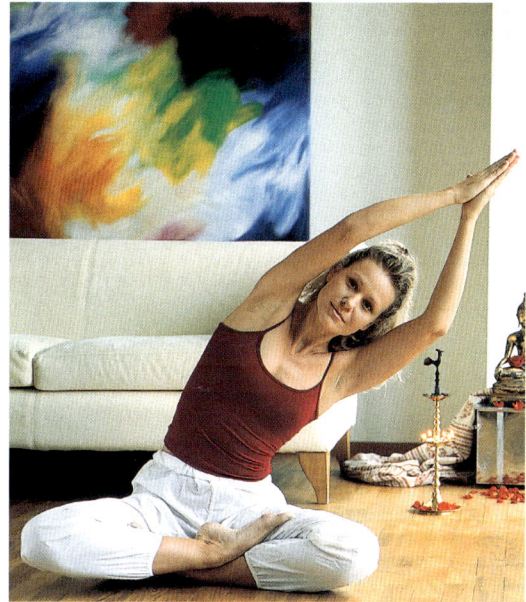

Berghaltung · *Parvatasana*: Vertikales Strecken   **Berghaltung · *Parvatasana*: Seitliches Strecken**

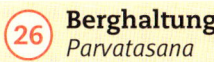 **Berghaltung**
(26) *Parvatasana*

➤ **Ausführung**

Setzen Sie sich in den Lotussitz (3) oder
Schneidersitz (1), die Arme hängen seitlich herab.
Während Sie einatmen, heben Sie die
Arme langsam über den Kopf, bis sich
die Handflächen berühren. Drücken Sie
diese gegeneinander und lassen Sie die
Arme nahe der Ohren. Halten Sie den
Atem an. Während Sie langsam ausatmen, kehren Sie in die Ausgangsposition
zurück. Die Atmung: Einatmen 3 Sekunden, Anhalten 4 Sekunden, Ausatmen
2 Sekunden. Wiederholen Sie diese
Übung einige Male.
Eine weitere, etwas schwierigere Übung
ergibt sich, wenn Sie den Oberkörper
so weit wie möglich zur Seite beugen.
Die gefalteten Hände sollen über dem
Kopf verbleiben und der Atem angehal-
ten werden.

➤ **Nutzen und Heilwirkung**

Streckt die Bauch- und Beckenmuskeln,
korrigiert die Rückenmuskulatur, stärkt
die Lungenwand und beseitigt die Fettpolster der Taille.

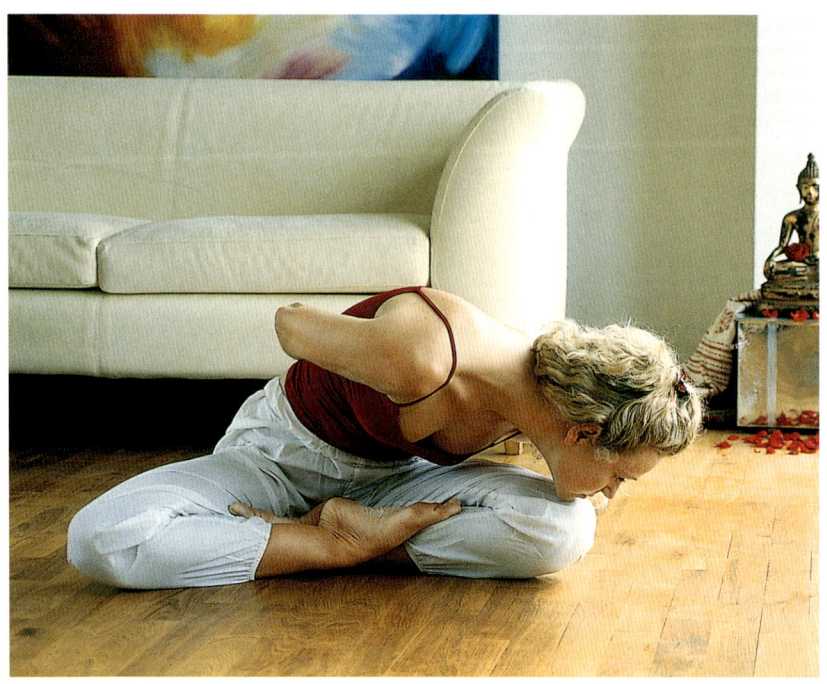

»Symbol der Ganzheit« 1 · *Yoga Mudra 1*

Strecken nach vorn

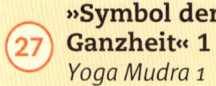

(27) »Symbol der
Ganzheit« 1
Yoga Mudra 1

Der Zweck dieses Asana ist, die Wirbelsäule nach vorn zu strecken. Da alle
Körperteile und Organe mit einbezogen
werden, kann *Yoga Mudra* als »Symbol
der Ganzheit« übersetzt werden. Sie
können diese Übung entweder im
Schneidersitz (1) oder in der Lotus-
haltung (3) ausführen.

➤ **Ausführung**

Setzen Sie sich in den Schneider- oder
Lotussitz. Umfassen Sie hinter dem
Rücken das rechte Handgelenk mit der
linken Hand. Während Sie langsam
(3 Sek.) einatmen, ziehen Sie die
Schultern zurück und drücken die
Brust nach vorn. Atmen Sie direkt
anschließend langsam aus (3 Sek.),
beugen Sie sich gegen das linke
Knie, bis Sie es mit der Nasenspitze
berühren. Bleiben Sie in dieser Stellung für 6 Sekunden, ohne wieder
einzuatmen.

Atmen Sie langsam, auf keinen Fall stoß-weise, ein. Gleichzeitig kehren Sie in eine aufrechte Stellung zurück. Beugen Sie sich nun auf die gleiche Weise zum rechten Knie.

Die richtige Atmung ist: Einatmen 3 Sekunden, Ausatmen 3 Sekunden, Aussetzen 6 Sekunden, wieder Einatmen 3 Sekunden.

Wiederholen Sie die Übung wechselseitig je 5-mal.

➤ Nutzen und Heilwirkung

Es kommt zu einer starken Kompression aller Bauchorgane, besonders der Leber und der Milz. Die *Yoga-Mudra*-Haltung wird daher bei Leber- und Darmerkrankungen empfohlen. Sie beseitigt auch Verstopfungen und überflüssiges Fett. Die Wirbelsäule wird geschmeidig, die Blutzirkulation im Kopf erhöht. *Yoga Mudra* hilft auch bei Erkältungskrankheiten.

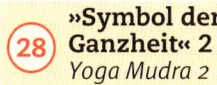

(28) »Symbol der Ganzheit« 2
Yoga Mudra 2

Wenn Sie *Yoga Mudra* 1 beherrschen, können Sie diese um einen Schwierigkeitsgrad erhöhen und die Übung wie folgt ausführen:

➤ Ausführung

Anstatt sich seitlich gegen die Knie zu beugen, versuchen Sie, sich gerade nach vorn zu beugen, bis Sie mit der Stirn den Boden berühren. Verbleiben Sie auch in dieser Stellung mit zurückgehaltenem Atem für 6 Sekunden Wiederholen Sie die Übung 10-mal.

➤ Nutzen und Heilwirkung

Die gleichen wie bei *Yoga Mudra 1* (27). Zusätzlich wird aber in dieser Stellung die Wirbelsäule stärker nach vorn gebeugt.

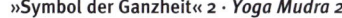

»Symbol der Ganzheit« 2 · *Yoga Mudra 2*

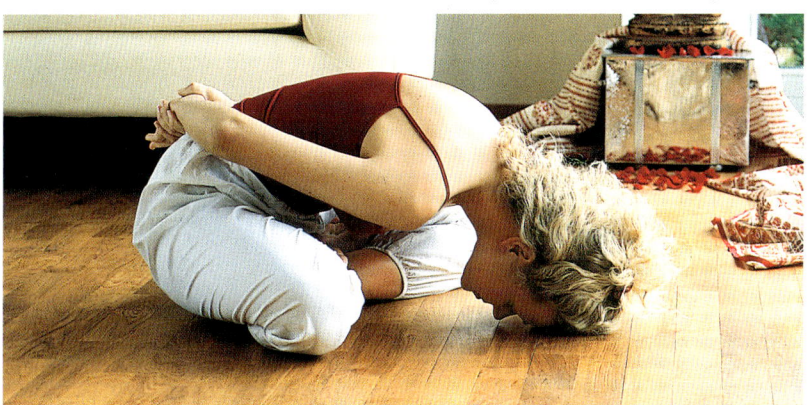

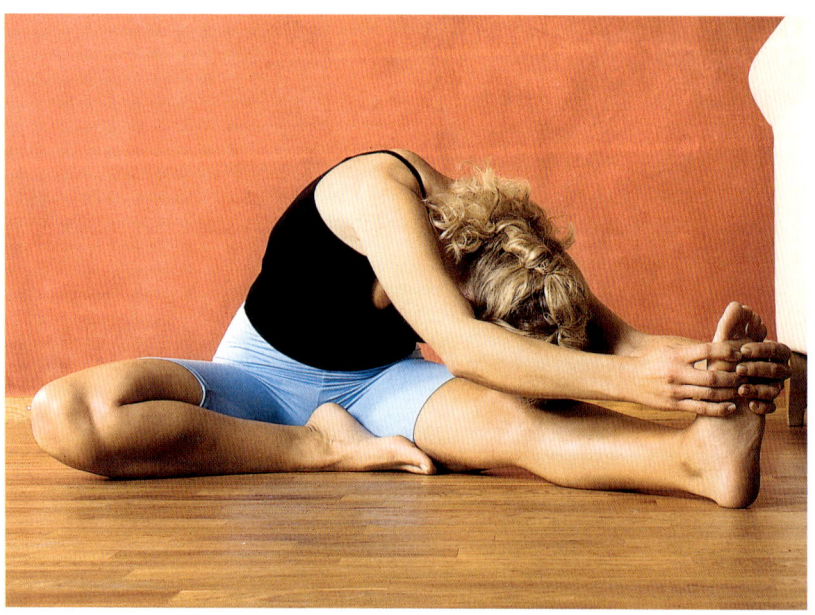

Knie-Stirn-Haltung · *Dshanushirasana*

(29) **Knie-Stirn-Haltung**
Dshanushirasana

Da in dieser Stellung der Kopf *(Shir)* das Knie *(Dshanu)* berührt, hat die Übung diese Bezeichnung.

➤ **Ausführung**

Setzen Sie sich mit ausgestreckten Beinen auf den Boden. Legen Sie die Fußsohle des rechten Fußes an die innere Seite des linken Oberschenkels, so dass die Ferse die Geschlechtsorgane berührt. Atmen Sie ein (3 Sek.) und heben Sie die Arme hoch. Dann atmen Sie wieder aus (3 Sek.), bringen beide Arme nach vorn und versuchen, die Zehen des linken Fußes zu erfassen. Beugen Sie gleichzeitig den Kopf, bis die Stirn das linke Knie berührt.

Verbleiben Sie in dieser Stellung 6 Sekunden lang, ohne einzuatmen. Danach atmen Sie ein (3 Sek.) und kehren in die Ausgangslage zurück.

Wechseln Sie die Beinstellung und wiederholen Sie die Übung gegengleich je 5-mal.

➤ **Nutzen und Heilwirkung**

Diese Haltung hilft bei Nieren- und Blasenleiden, erhöht die Verdauungskapazität und steigert die Vitalität.

Therapeutisch wird sie gegen Zucker-
krankheit im frühen Stadium erfolgreich
angewandt. Da das Rückgrat stark ge-
spannt und das Hüftgelenk gebeugt
werden, kommt es zu einer Dehnung
des Ischiasnervs. Daher wird *Dshanushirasana* bei einseitiger Erkrankung
des Ischiasnervs indiziert.

wird gesagt, dass seine Wirkung einem
5 Kilometer langen Dauerlauf gleich-
kommt. Während der Lauf viele Minuten in Anspruch nimmt, benötigen Sie
für diese Übung jedoch nur ein paar
Sekunden.
Selbst wenn Sie diese Übung anfangs
noch nicht perfekt ausführen können,
erfahren Sie bereits großen Nutzen.

(30) Kreuzbiegungs-
haltung 1
Pashimottasana 1

Dieses Asana erzielt ein maximales
Beugen der Wirbelsäule nach vorn. Es

➤ Ausführung

Setzen Sie sich mit ausgestreckten Beinen auf den Boden. Während der Übung
dürfen die Knie auf keinen Fall vom Boden gehoben werden. Lehnen Sie den
Oberkörper leicht zurück und halten Sie

Kreuzbiegungshaltung 1 · *Pashimottasana 1*

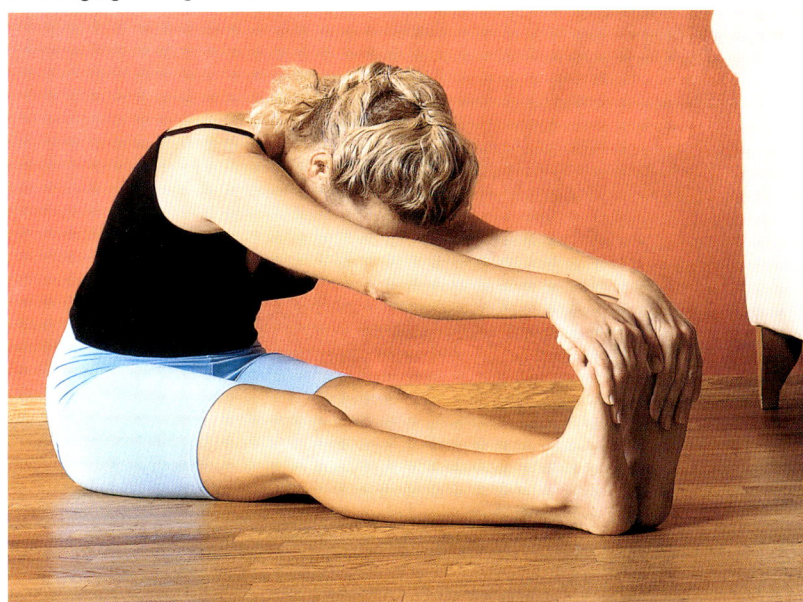

die Hände auf der Brust. Atmen Sie in dieser Stellung für 3 Sekunden ein. Während Sie ausatmen (3 Sek.), beugen Sie den Oberkörper nach vorn und versuchen, mit den Händen die Zehen zu fassen. Verbleiben Sie in dieser Stellung mit völlig leeren Lungen für 6 Sekunden Atmen Sie ein (3 Sek.) und kehren Sie in die Ausgangsstellung zurück. Wiederholen Sie diese Übung 4–6-mal hintereinander.

➤ **Nutzen und Heilwirkung**

Sämtliche Organe im Unterleib werden zusammengepresst, und dadurch wird die Blutzirkulation in der Leber, der Milz und den Eingeweiden verbessert. Die Stellung hilft bei Durchfall, Verstopfung und anderen Magen- und Darmbeschwer-

den. Das Fett der Bauchgegend wird abgebaut. Das Rückgrat wird maximal nach vorn gebeugt.

➤ **Achtung**

Schwangeren Frauen ist es strikt untersagt, dieses Asana auszuführen.

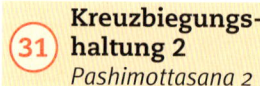

**(31) Kreuzbiegungs-
haltung 2**
Pashimottasana 2

Nach einiger Übung werden Sie in der Lage sein, *Pashimottasana 2* auszuführen.

➤ **Ausführung**

Die Ausgangsstellung ist wie unter Kreuzbiegungshaltung 1 (30). Wenn Sie in

Kreuzbiegungshaltung 2 · *Pashimottasana 2*

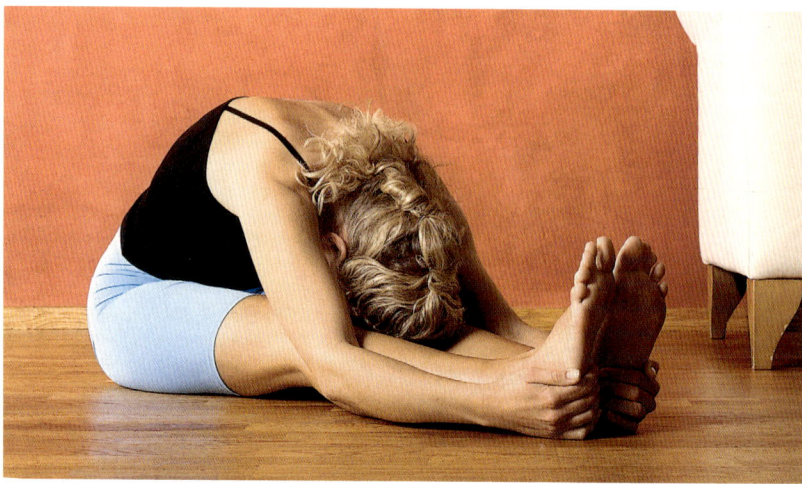

dieser Position angekommen sind, versuchen Sie mit dem Kopf die Knie zu berühren und in dieser Haltung anfangs 10–15 Sekunden, später bis zu 3 Minuten zu verbleiben.

➤ **Nutzen und Heilwirkung**

Wie bei der vorangehenden Kreuzbiegungshaltung 1 (30).

Gespreizte Knie-Stirn-Haltung
32 *Biwakta Dshanushirasana*

Biwakta bedeutet gabelnd.

➤ **Ausführung**

Stehen Sie aufrecht, die Beine sind weit gespreizt. Atmen Sie ein (3 Sek.) und heben Sie die Arme über den Kopf. Dann atmen Sie aus (3 Sek.) und beugen sich nach links-vorn. Legen Sie die Stirn auf das linke Knie, während beide Hände das linke Fußgelenk ergreifen oder die Zehen berühren.
Bleiben Sie in dieser Stellung für 6 Sekunden, ohne einzuatmen.
Atmen Sie ein (3 Sek.) und kehren Sie in die Ausgangsstellung zurück.
Wiederholen Sie diese Übung gegengleich je 5-mal.

➤ **Nutzen und Heilwirkung**

Dieses Asana hat die gleiche Heilwirkung wie die Knie-Stirn-Haltung (29). Zusätzlich wird jedoch eine bessere Blutzirkulation des Gehirns bewirkt.

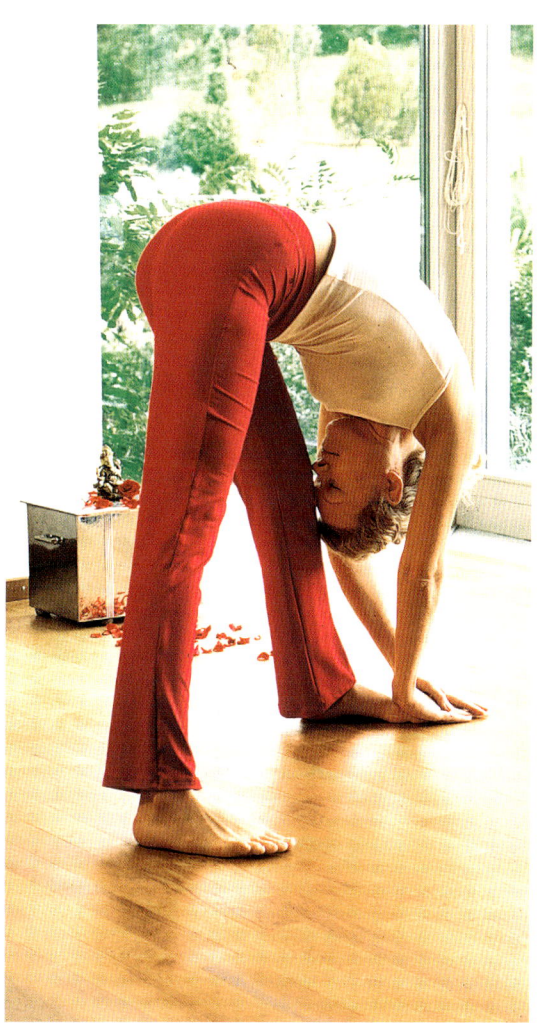

Gespreizte Knie-Stirn-Haltung
Biwakta Dshanushirasana

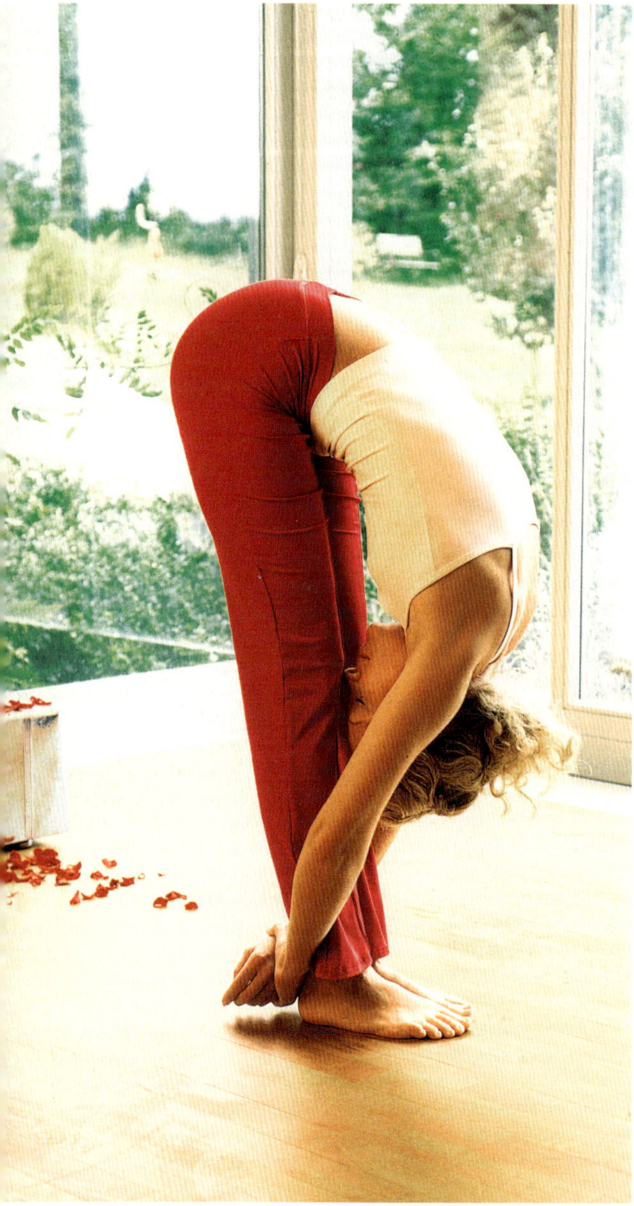

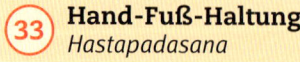

33 Hand-Fuß-Haltung
Hastapadasana

Auch dies ist eine Kreuzbiegungshaltung.
Sie wird jedoch stehend ausgeführt.
Hasta bedeutet Hand und *Pada* Fuß.

➤ Ausführung
Stehen Sie aufrecht, die Füße eng bei-
einander und die Knie durchgestreckt.
Lassen Sie beide Arme am Körper herab-
hängen. Atmen Sie für 2 Sekunden ein.
Atmen Sie aus und beugen Sie sich
gleichzeitig nach vorn. Umfassen Sie
mit beiden Händen die Fußknöchel oder
erfassen Sie Ihre Hände hinter den
Füßen und drücken Sie den Kopf so
nah wie möglich an die Knie.
Bleiben Sie in dieser Haltung mit leeren
Lungen für 4 Sekunden. Atmen Sie ein
(2 Sek.) und kehren Sie in die Ausgangsstellung zurück.
Sie können, wenn Sie diese Haltung ge-
meistert haben, auch länger unten bleiben und normal atmen.

➤ Nutzen und Heilwirkung
Wie bei der Kreuzbiegungshaltung 1+2
(30+31). Durch die stehende Haltung
bewirkt sie jedoch eine bessere Blutzirkulation in Kopf und Gehirn.

Hand-Fuß-Haltung
Hastapadasana

Alle inneren Organe werden durch das Vorbeugen »ausgequetscht«, was sich positiv bei Verdauungsstörungen auswirkt. Macht Gürtellinie und Hüften symmetrisch.

➤ **Achtung**
Maximale Dauer 1–2 Minuten. Die Übung sollte keinesfalls von schwangeren Frauen praktiziert werden. Ebenso sollten Personen mit zu hohem Blutdruck oder Herzerkrankungen diese Übung unterlassen.

(34) **Stehende
Hand-Fuß-Haltung**
Trikonasana

Trikona bedeutet Dreieck.
Diese Haltung ist der Hand-Fuß-Haltung (33) sehr ähnlich, jedoch nicht so schwierig auszuführen.

➤ **Ausführung**
Stehen Sie aufrecht, die Füße sind nebeneinander und die Knie durchgestreckt. Atmen Sie für 3 Sekunden ein. Dann atmen Sie aus (3 Sek.) und beugen sich nach vorn, bis Ihre Fingerspitzen die Zehen berühren oder beide Hände den Boden

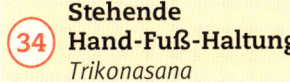

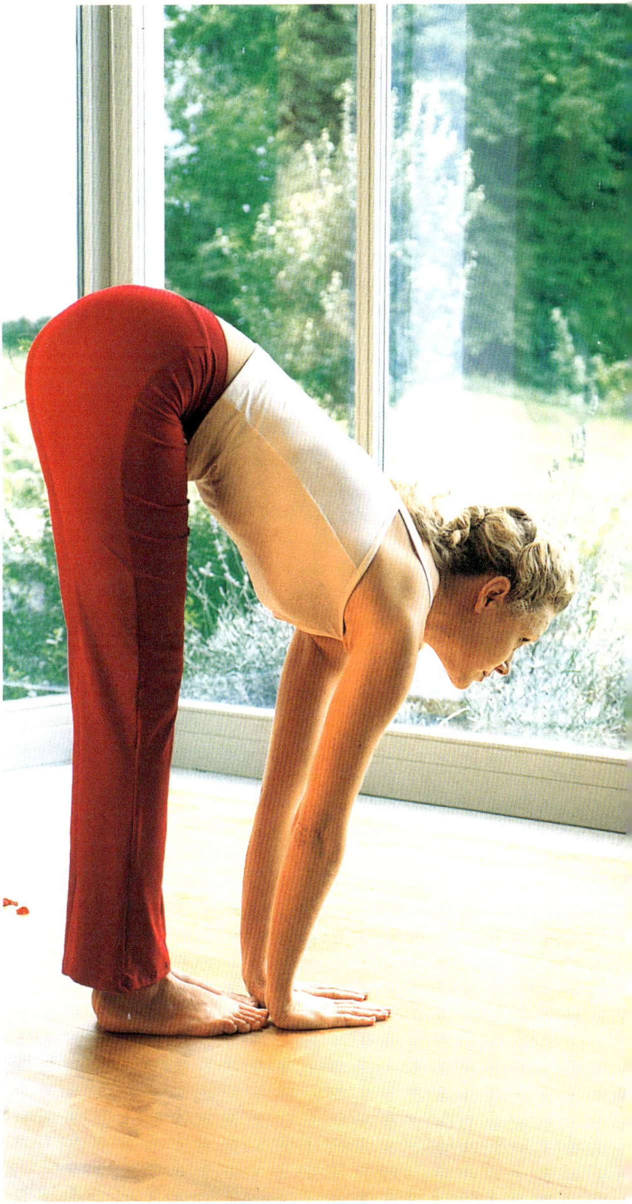

Stehende Hand-Fuß-Haltung
Trikonasana

vor den Füßen erreichen. Halten Sie dabei Nacken und Kopf horizontal. Verbleiben Sie in dieser Haltung mit geleerten Lungen 6 Sekunden lang. Atmen Sie ein (3 Sek.) und kehren Sie in die Ausgangsposition zurück. Wiederholen Sie diese Übung 4–6mal.

➤ **Nutzen und Wirkung**

Korrigiert Haltungsschäden. Ansonsten wie bei den Übungen 30, 31, 33.

➤ **Achtung**

Wenn Sie nicht in der Lage sind, Ihre Füße zu berühren, überanstrengen Sie

sich nicht. Kehren Sie in die Ausgangsposition zurück und versuchen Sie es noch einmal.

(35) **Kaninchenhaltung**
Shashangasana

Shasha bedeutet Kaninchen und *Anga* der Körper.

➤ **Ausführung**

Setzen Sie sich in Festhaltung (2). Atmen Sie ein (3 Sek.). Dann atmen Sie aus (3 Sek.), beugen sich vor und legen

Kaninchenhaltung · *Shashangasana*

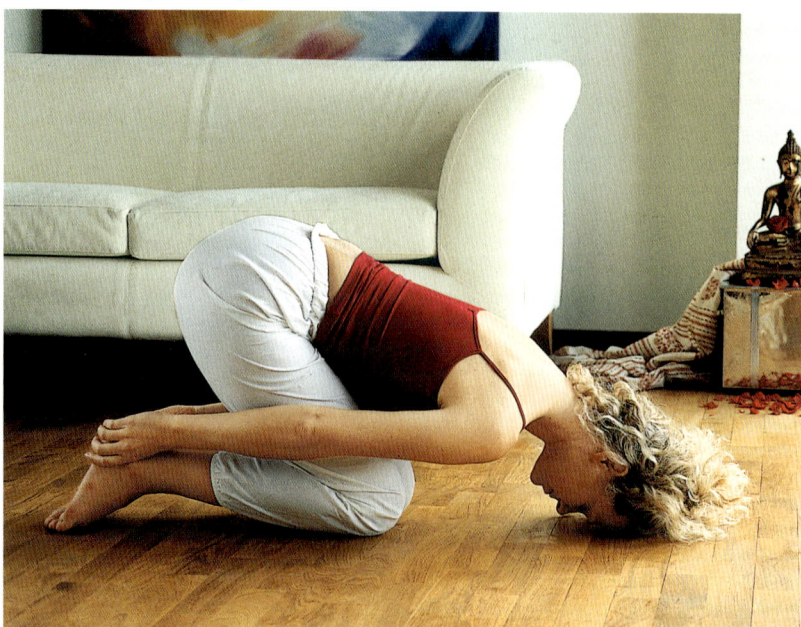

Ihren Kopf auf den Boden, so dass Sie mit der Stirn die Knie berühren. Ergreifen Sie nun die Fersen mit den Händen. Heben Sie Ihr Gesäß hoch. Die Arme müssen gestreckt bleiben. Atmen Sie normal in dieser Stellung. Steigern Sie die Übungszeit von anfangs 20 Sekunden bis zu 2 Minuten. Atmen Sie ein (3 Sek.) und kehren Sie in die Ausgangslage zurück.

➤ Nutzen und Heilwirkung

Diese Haltung bewirkt sowohl eine Längsdehnung als auch eine Beugung der ganzen Wirbelsäule. Therapeutisch, aber auch als Prophylaxe, wird sie bei Skoliose, Kyphose (seitliche Wirbelsäulenkrümmung und Krümmung nach hinten), Bandscheibenerkrankungen und Mandelentzündungen angewandt.

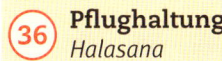

36 **Pflughaltung**
Halasana

Diese Haltung hat neben physischen Heilwirkungen auch einen großen positiven Einfluss auf das Nervensystem. Kaum eine andere Yoga-Übung hat so viele verschiedene Heilwirkungen zur Folge.

Pflughaltung · *Halasana*

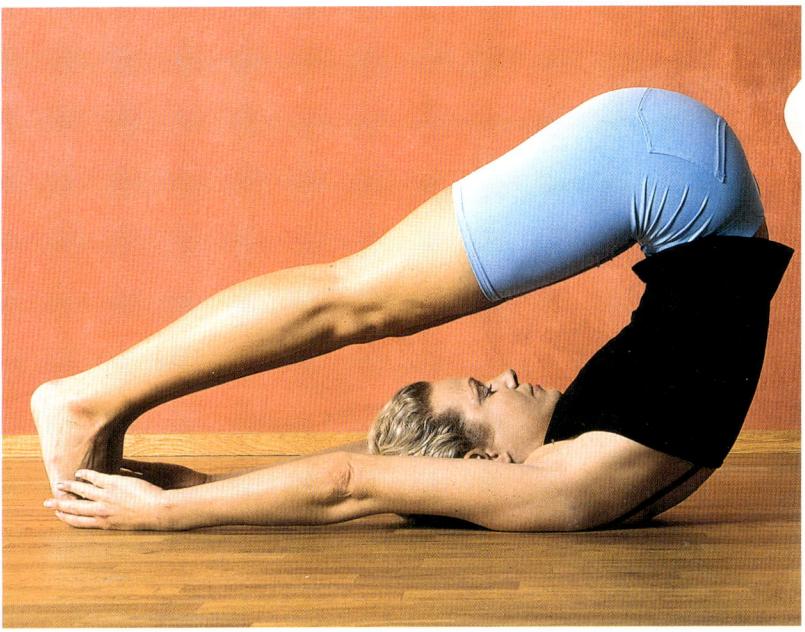

➤ **Ausführung**

Legen Sie sich ausgestreckt rücklings auf den Boden. Atmen Sie tief ein. Dann atmen Sie langsam aus und heben gleichzeitig die Beine hoch über den Kopf hinweg, bis Ihre Zehen den Boden berühren. Halten Sie die Knie gestreckt. Die Arme können Sie auf dreierlei Weise hinlegen:

▌ Setzen Sie die Hände als Träger des Rumpfes ein. Die Oberarme bleiben auf dem Boden, und die Hände legen Sie als Stützen an den Rücken an.

▌ Sie lassen die Hände zu beiden Seiten des Körpers mit den Handflächen nach unten liegen.

▌ Sie versuchen, mit beiden Händen die Zehen zu berühren, die Handflächen zeigen dabei nach oben.

Die Übung wird leichter, je weiter das Becken über das Gesicht gebracht wird. Drehen Sie den Kopf *auf keinen Fall zur Seite*.
Führen Sie die Pflughaltung zuerst dynamisch aus, d. h. heben Sie die Füße nach hinten, während Sie ausatmen (3 Sek.). Verbleiben Sie dort mit suspendiertem Atem für 6 Sekunden. Atmen Sie ein (3 Sek.) und kehren Sie in die Ausgangsposition zurück.
Wiederholen Sie die Haltung 4–6-mal. Nach einiger Übung können Sie bis zu 2 Minuten in dieser Haltung verbleiben und normal atmen.

➤ **Nutzen und Heilwirkung**

Diese Haltung übt und streckt die gesamte Rückenmuskulatur, und sie verbessert die Darmfunktion. Sie erhöht die Blutzirkulation und die Spannkraft der Wirbelsäule auf ihrer ganzen Länge und trainiert Arme und Beine. Sie »ölt« die Wurzeln der beidseitigen Nervenzweige des Rückgrats und erhöht dabei – oft auf sehr spektakuläre Weise – die Leistungsfähigkeit des Nervensystems. Die erhöhte Blutzirkulation im Kopf fördert Gehirntätigkeit, Munterkeit und Gedächtnis.

➤ **Kontraindikation**

Die Pflughaltung (sowie die als Nächstes beschriebene Ohr-Knie-Haltung) darf wegen des extremen Drucks auf die Organe im abdominalen Bereich auf keinen Fall von Schwangeren ausgeführt werden. Sie ist auch nicht für die Zeit während der Menstruation geeignet. Die Dauer von maximal 5 Minuten in dieser Haltung sollte grundsätzlich nicht überschritten werden, da ein Überdehnen der Wirbelsäule nicht empfehlenswert ist.

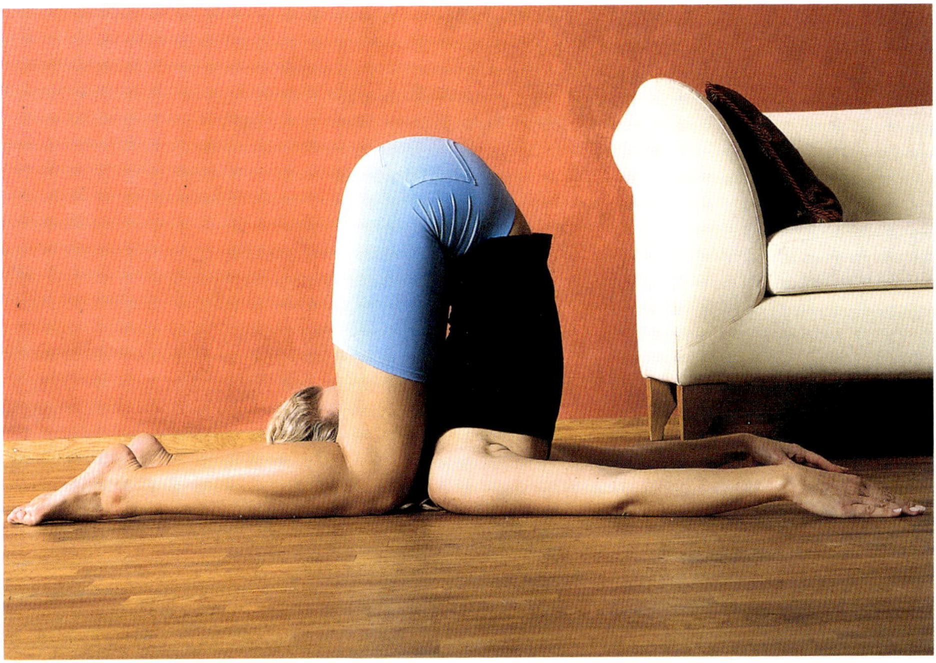

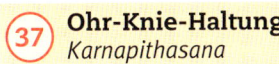

Ohr-Knie-Haltung · *Karnapithasana*

(37) Ohr-Knie-Haltung
Karnapithasana

Das Sanskritwort für Ohr heißt *Karna*.
Pith bedeutet Rückseite oder Boden.
Wenn Sie die Pflughaltung (36) beherrschen, können Sie auch diese Haltung
problemlos ausführen.

➤ **Ausführung**
Nehmen Sie die Pflughaltung (36) ein.
Dann senken Sie die Knie noch weiter,
bis Sie damit den Boden, die Ohren und
die Schultern berühren. Die Arme blei-

ben auf dem Boden, die Handflächen
zeigen nach unten. Auch die Fußrücken
müssen den Boden berühren.
Atmung wie in der Pflughaltung. Dauer:
20 Sekunden bis maximal 2 Minuten.

➤ **Nutzen und Heilwirkung**
Wie in der Pflughaltung (36).

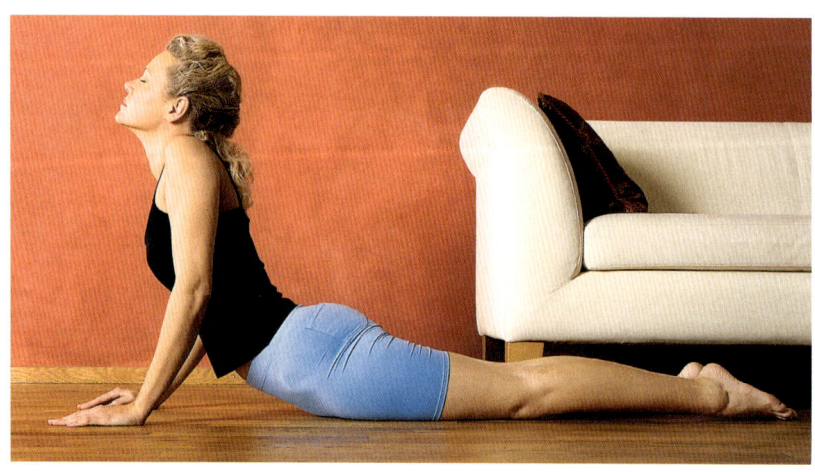

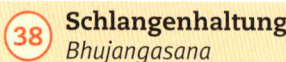
Schlangenhaltung · *Bhujangasana*

Strecken nach hinten

(38) **Schlangenhaltung**
Bhujangasana

Eine Schlange *(Bhujanga)*, die ihren Kopf bereits in ein Loch gestreckt hat, kann von einem erwachsenen Mann nicht mehr herausgezogen werden; vielmehr wird sie mit Leichtigkeit in ihr Loch hineinschlüpfen – ein Beispiel dafür, dass Kraft nicht allein von Muskeln abhängt.
Der Ursprung genialer Kraft liegt in unserem Nervensystem, das nur richtig funktionieren kann, solange die Wirbelsäule geschmeidig bleibt. Dieses Asana trainiert eben diese Geschmeidigkeit, deshalb haben Yogis diesem Asana den Namen »Schlangenhaltung« gegeben.

➤ **Ausführung**
Legen Sie sich bäuchlings auf den Boden und platzieren Sie die Hände mit den Handflächen auf dem Boden unter die Schultern. Achten Sie darauf, dass die Beine ganz durchgestreckt bleiben. Berühren Sie mit der Stirn den Boden. Atmen Sie tief ein (3 Sek.), während Sie Kopf und Oberkörper so weit wie möglich mit Hilfe der Armmuskeln hochstemmen. Der Nabel soll auf dem Boden verbleiben. Maximal nach hinten gebeugt, halten Sie den Atem an (6 Sek.). Während Sie ausatmen (3 Sek.), kehren Sie in die Ausgangsstellung zurück. Pausieren Sie für eine Atemperiode und wiederholen Sie die Übung 4–6-mal. Versuchen Sie, die Kraft der Rücken- und Bauchmuskulatur allmählich mehr in Anspruch zu nehmen als Ihre Arm-

muskulatur, um sich in dieser Stellung zu halten.

➤ Nutzen und Heilwirkung

Eine ausgezeichnete Übung zur Beseitigung von Bauchfett, Verstopfungen und Blähungen. Während alle im vorderen Bereich liegenden Organe und Muskeln gestreckt werden, werden die hinten liegenden komprimiert. *Bhujangasana* kann einen verlagerten Rückenwirbel wieder in die richtige Stellung rücken und befreit Sie von übermäßigem Druck auf die Wirbelsäule. Die tief gelegenen Muskeln, welche die Wirbelsäule stützen, werden geübt. Durch die Stimulation der Nerven im Rückenmark erhöht sich die Körpertemperatur, und die Kundalini-Kraft (siehe S. 46) wird aktiviert.

➤ Achtung

Zu Ihrer eigenen Sicherheit empfehlen wir Ihnen, anfangs nur minimalen Druck auf die Wirbelsäule auszuüben. Diese Stellung wird nicht empfohlen während der Menstruation, bei fortgeschrittener Schwangerschaft und bei einem Leistenbruch.

(39) Kamelpose
Ushtrasana

In dieser Haltung wird die Wirbelsäule in einer aufrechten Position rückwärts gebeugt.

➤ Ausführung

Knien Sie auf dem Boden; nur die Zehenspitzen und Kniegelenke dürfen den Boden berühren. Legen Sie den Kopf so weit nach hinten, bis er die Nackenbasis berührt. Dann lehnen Sie den ganzen Oberkörper nach hinten, bis Ihre Hände die Fersen umfassen können. Die Arme sollen gestreckt bleiben und das ganze Körpergewicht stützen. Das Kinn bildet jetzt den höchsten Punkt Ihres Körpers. Schließen Sie die Augen und atmen Sie tief und gleichmäßig ein.

Kamelpose · *Ushtrasana*

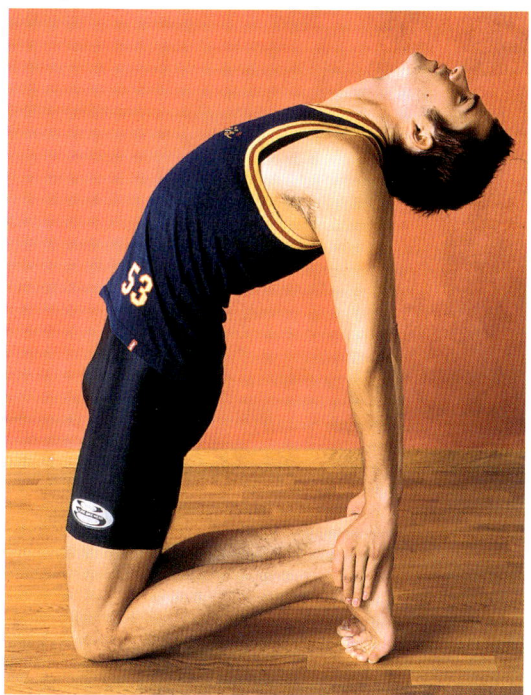

Verbleiben Sie anfangs 10–15 Sekunden, später bis zu 2 Minuten in dieser Haltung.

➤ Nutzen und Heilwirkung

Dieses Asana stärkt und belebt sämtliche Rückenmuskeln, vom Becken bis zum Nacken. Die Kamelpose hilft zur Beseitigung von Hämorrhoiden und anderen Entzündungen des Rektums.

40 Bogenhaltung
Dhanurvakrasana

Dies ist die Gegenübung zu *Pashimottasana* (Kreuzbiegungshaltung, 30/31) und *Yoga Mudra* (Symbol der Ganzheit, 27/28). Alle Körperteile werden gleichzeitig trainiert. Da die Bogenhaltung sehr schwierig ist, sollten Sie diese am Anfang Ihres Yoga-Praktikums nicht ausführen. Nach ausreichender Übung von *Bhujangasana* (Schlangenhaltung, 38) und *Ushtrasana* (Kamelpose, 39) werden Sie jedoch die nötige Elastizität und den entsprechenden Kraftaufwand für dieses Asana aufbringen können.

➤ Ausführung

Legen Sie sich mit ausgestreckten Beinen auf den Bauch. Schlagen Sie die Unterschenkel ein und ergreifen Sie die Fußgelenke mit den Händen. Atmen Sie tief ein (3 Sek.), heben Sie den Oberkörper hoch und versuchen Sie gleichzeitig, die Unterschenkel zu

Bogenhaltung · *Dhanurvakrasana*

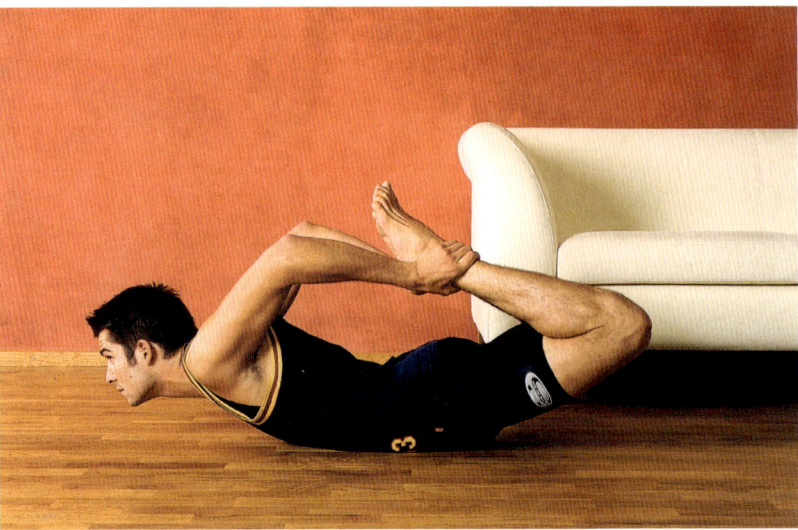

strecken. Der Körper soll allein auf der Nabelgegend ruhen.

Halten Sie den Atem für 6 Sekunden an und verbleiben Sie in dieser Stellung. Die Knie müssen zusammenbleiben. Atmen Sie aus (3 Sek.) und kehren Sie in die Ausgangsposition zurück. Wiederholen Sie diese Übung 3- bis maximal 6-mal.

➤ Nutzen und Heilwirkung

Sie werden sofort bemerken, dass diese Übung eine große Wirkung auf Ihr Rückgrat hat. Durch das Zusammenziehen aller Rückenmuskeln und des Schultergürtels stärkt sie die Wirbelsäule und streckt die Brustmuskulatur.

Dieses Asana wirkt als Prophylaxe gegen Nieren- und Gallensteine, indem es diese Organe wiederholt streckt sowie komprimiert und damit alle angesammelten Giftstoffe praktisch aus-

presst. Die Übung beseitigt spärliches, schmerzvolles Wasserlassen.

Im mittleren Alter regelmäßig praktiziert, schützt diese Übung vor Entzündung und Vergrößerung der Prostata. Ja, sie behebt sogar üblen Mundgeruch, sofern dessen Ursache nicht an Parodontose liegt.

➤ Achtung

Bei Bandscheibenschaden darf diese Haltung nicht ausgeführt werden.

41 Kanupose
Naukasana

Der leicht gebogene Körper sollte in dieser Haltung einem Kanu gleichen.

➤ Ausführung

Legen Sie sich flach auf den Bauch, die Arme werden auf dem Rücken

Kanupose · *Naukasana*

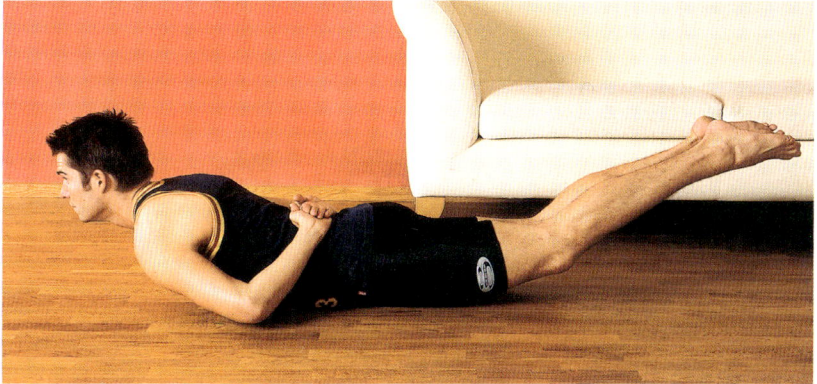

verschränkt. Atmen Sie tief ein (3 Sek.) und heben Sie Kopf, Brust und Beine so hoch wie möglich, so dass das ganze Körpergewicht auf der Bauchgegend zu ruhen kommt. Halten Sie den Atem an (6 Sek.) und verbleiben Sie in dieser Haltung.

Atmen Sie vollständig aus (3 Sek.) und kehren Sie in die Ausgangsposition zurück.

Wiederholen Sie diese Übung 3–5-mal.

➤ Nutzen und Heilwirkung

Diese Haltung erhöht den Appetit, beseitigt Blähungen und verbessert das Funktionieren des ganzen Verdauungsapparates. Sie hilft bei Katarrh und Asthmaanfällen.

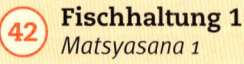

42 Fischhaltung 1
Matsyasana 1

Dieses Asana bewirkt eine Beugung nach hinten sowie eine Kompression des Unterleibes. Dabei profitieren vor allem die Geschlechtsorgane sowohl des Mannes als auch der Frau.

➤ Ausführung

Setzen Sie sich im Lotussitz (3). Atmen Sie ein (3 Sek.) und gleiten Sie mit Hilfe der Arme langsam nach hinten, bis Sie mit dem nach hinten gebogenen Kopf auf dem Boden zu ruhen kommen. Die Schultern berühren den Boden nicht. Der Körper ruht lediglich auf den Knien und der Spitze des Hinterkopfes.

Fischhaltung 1 · *Matsyasana 1*

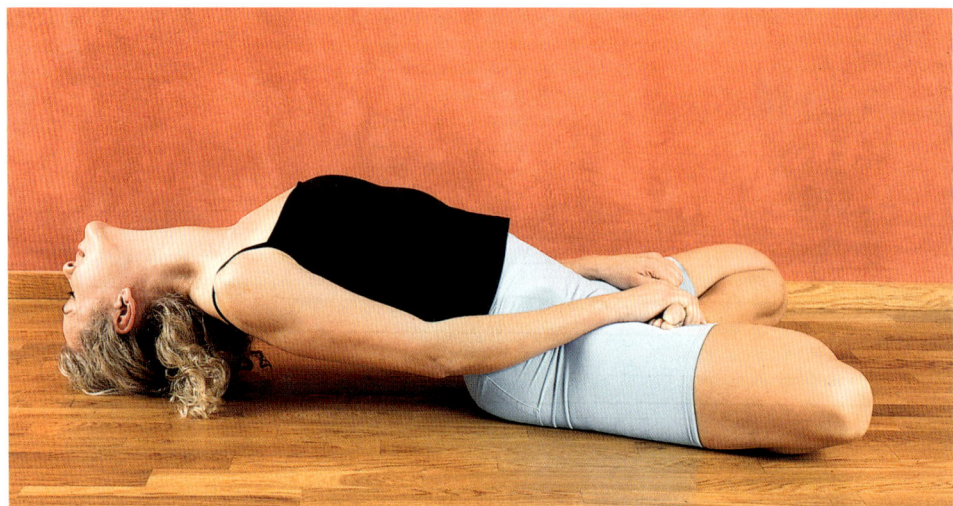

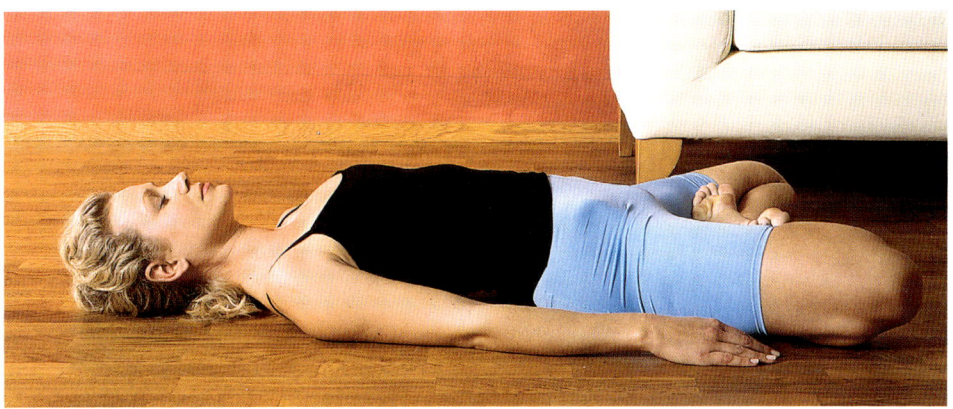

Fischhaltung 2 · *Matsyasana 2*

Verbleiben Sie in dieser Haltung und halten Sie den Atem an (6 Sek.). Atmen Sie aus (3 Sek.), und kehren Sie in die Ausgangsstellung zurück.
Wiederholen Sie das Asana 3–6-mal.

➤ **Nutzen und Heilwirkung**
Diese Haltung streckt die Leibesmitte und »massiert« die inneren Organe. Sie normalisiert die Funktion der Gebärmutter und heilt auch andere Krankheiten der Geschlechtsorgane. Es wird gesagt, dass das regelmäßige Praktizieren dieser Übung ein aufrechtes Rückgrat bis ins hohe Alter garantiert. Selbst ein kleiner Buckel kann korrigiert werden. Sie verleiht ein Gefühl der Leichtigkeit und erhöht die Aktivität.
Es entsteht keinerlei Schaden, wenn Sie dieses Asana nicht perfekt ausführen können. Vermeiden Sie jedoch Überanstrengung.

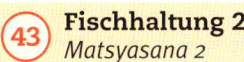

(43) Fischhaltung 2
Matsyasana 2

Nur wenn Sie die erste Variante des *Matsyasana* beherrschen, sollten Sie diese Übung zu praktizieren versuchen.

➤ **Ausführung**
Wie unter *Matsyasana 1*. Wenn Sie in dieser Stellung angekommen sind, strecken Sie dieses Mal den Kopf, so dass Sie auf den Schultern und dem Rücken zu liegen kommen. Zur Erleichterung können Sie auch die Arme verschränken und unter den Kopf legen.
Atmen Sie normal und verbleiben Sie bis zu 3 Minuten in dieser Haltung.

➤ **Nutzen und Heilwirkung**
Die gleichen wie bei der Fischhaltung 1 (42).

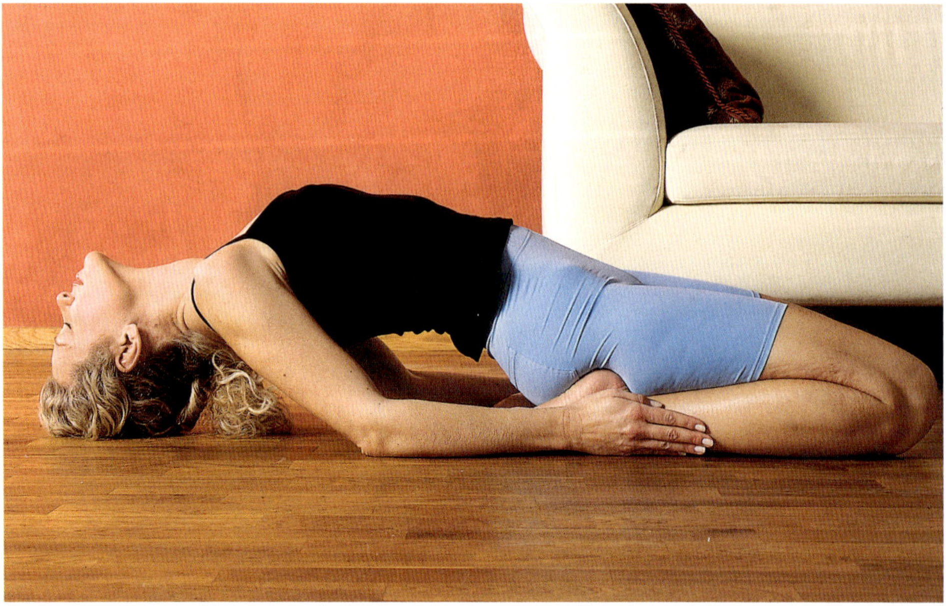

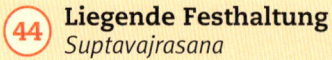

Liegende Festhaltung · *Suptavajrasana*

(44) Liegende Festhaltung
Suptavajrasana

Supta bedeutet liegend. Die Ausgangslage ist die Festhaltung (2). Dies ist eine effektive, aber auch schwierige Haltung zur Übung der Bauchgegend. Sie ist besser geeignet für Frauen, da diese nicht zu viel Kompression auf die Bauchgegend ausüben sollen, aber diese mit Leichtigkeit strecken können.

➤ Ausführung
Nehmen Sie die Festhaltung (2) ein. Lehnen Sie sich mit Hilfe der Ellbogen langsam zurück, bis Kopf, Schultern und der obere Teil des Rückens auf dem Boden zu ruhen kommen. Die Knie müssen zusammenbleiben. Anfangs können Sie auch den Kopf nach hinten biegen und sich damit abstützen.
Atmen Sie in dieser Haltung in Ihrem Rhythmus normal weiter.
Dauer des Asana 10 Sekunden bis 3 Minuten.

➤ Nutzen und Heilwirkung
Die Liegende Festhaltung hilft bei Ischias, Knie- und Fußgelenkschmerzen, entspannt eine übermüdete Beinmuskulatur und kräftigt die mit dem Rückgrat verbundene Muskulatur.

(45) Radhaltung
Chakrasana

In dieser Haltung (bei uns auch unter »Brücke« bekannt) nimmt der Körper die Stellung eines Rades an.
Der menschliche Körper ist von seiner natürlichen Anlage her so flexibel, dass er sich kreisförmig biegen kann. Diese Elastizität lässt jedoch bereits in jungen Jahren nach. Mit dem Verlust dieser Flexibilität geht aber auch die Immunität gegen vielerlei Krankheiten verloren.

➤ **Ausführung**
Legen Sie sich rücklings auf den Boden. Biegen Sie die Knie und versuchen Sie, die Füße so nahe wie möglich gegen das Gesäß zu bringen. Legen Sie die Hände mit den Handflächen nach unten unter die Schulterblätter.
Atmen Sie ein und stemmen Sie den Körper so hoch wie möglich vom Boden weg. Bringen Sie die Hände so nahe wie möglich an die Füße.
Wenn Sie 3 Minuten in dieser Haltung verbleiben, erhalten Sie den gleichen Nutzen, als machten Sie einen Dauerlauf über 5 Kilometer.

➤ **Nutzen und Heilwirkung**
Chakrasana hilft bei Verstopfung und Asthma. Diese Übung ist auch eine bewährte Vorbeugung gegen eine Verstei-

Radhaltung · *Chakrasana*

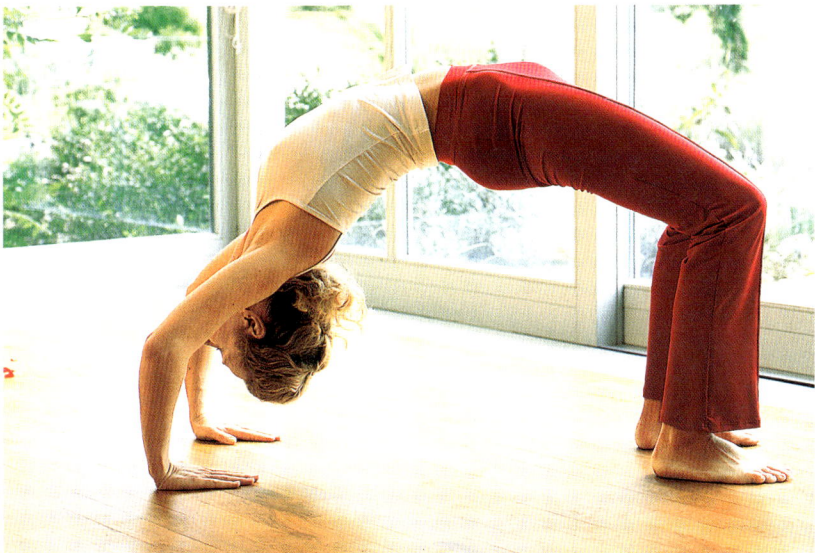

fung der Wirbelsäule. Die Yogis nutzen diese Haltung zur Verbesserung der Sicht und zur Stärkung der Lymphdrüsen. Des Weiteren entwickelt sie die Muskulatur des Halses, der Schultern und der Arme.

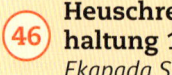

(46) Heuschrecken- haltung 1
Ekapada Shalabhasana

Ekapada bedeutet einbeinig und *Shalabh* heißt Heuschrecke. Diese Haltung ist der Schlangenhaltung (38) ähnlich, kräftigt jedoch hauptsächlich die unteren Körperpartien.

➤ Ausführung

Legen Sie sich bäuchlings auf den Boden, die Arme liegen seitlich neben dem Körper, und atmen Sie tief ein (3 Sek.). Dann atmen Sie aus (3 Sek.) und heben ein Bein so hoch wie möglich vom Boden ab. Halten Sie den Atem suspendiert (6 Sek.) und verbleiben Sie so lange in dieser Haltung. Atmen Sie ein (3 Sek.) und bringen Sie das Bein wieder auf den Boden.

Wiederholen Sie diese Übung wechselseitig mit jedem Bein je 4–6-mal. Wenn nötig, pausieren Sie zwischendurch für einige Sekunden. Hände, Kopf und Brustkorb müssen stets auf dem Boden bleiben.

Heuschreckenhaltung 1 · *Ekapada Shalabhasana*

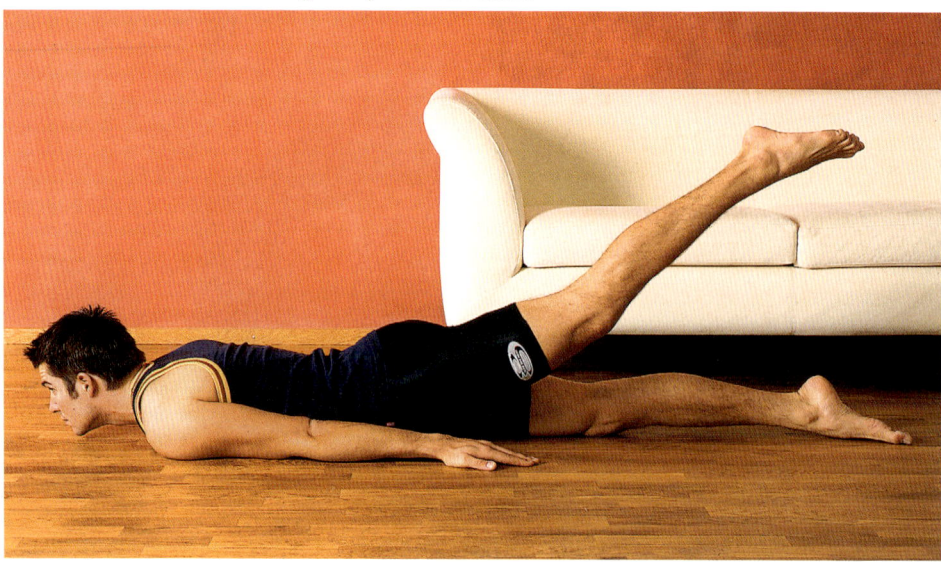

> **Nutzen und Heilwirkung**

Die Heuschreckenhaltung beseitigt Fettpolster der Beine, Hüften und des Bauches. Des Weiteren erhöht sie die Blutzirkulation im Dickdarm.

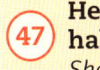
**Heuschrecken-
haltung 2**
Shalabhasana

Die Übung können Sie idealerweise
direkt nach der vorangegangenen Heuschreckenhaltung 1 ausführen. Sie
scheint anfangs etwas schwieriger zu
sein, da beide Beine gleichzeitig hochgehoben werden müssen.

> **Ausführung**

Wie bei der vorangegangenen Übung
(46). Heben Sie nun jedoch beide Beine
gleichzeitig hoch, ohne dabei die Knie
zu biegen. Je mehr Sie die Handflächen
aufdrücken, desto höher können Sie die
Beine heben.
Wiederholen Sie auch diese Übung
4–6-mal.

> **Nutzen und Heilwirkung**

Die Heuschreckenhaltung hat eine ähn-
liche Wirkung wie die Schlangenhaltung
(38), betont aber mehr Lenden, Kreuz-
bein und Hüften. Sie beseitigt Ischias-
schmerzen und stärkt Arme, Rücken und
Gesäßmuskeln.

Heuschreckenhaltung 2 · *Shalabhasana*

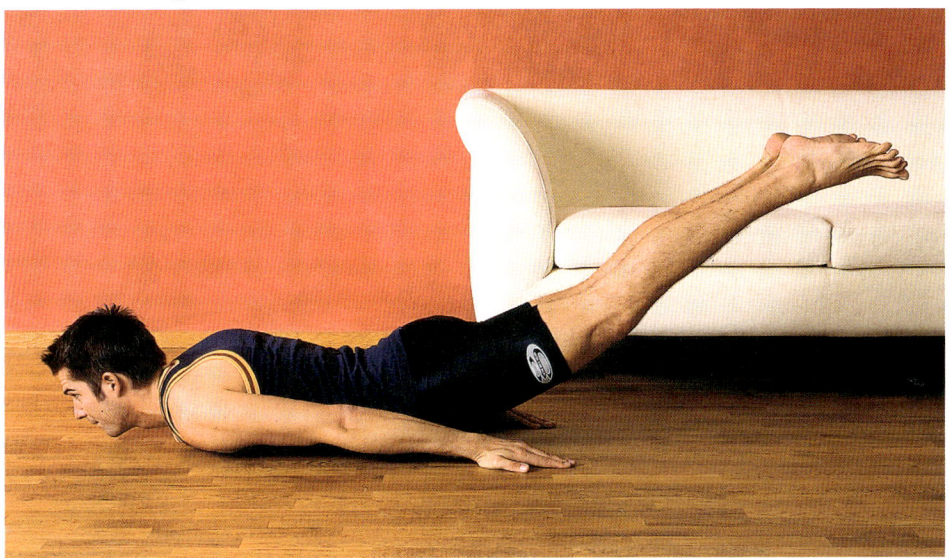

Drehen

Drehsitz 1
Vakrasana

Bisher wurde das Rückgrat zur Seite, nach hinten und nach vorn gebeugt sowie gestreckt. Die nächsten drei Haltungen trainieren nun das seitliche Drehen der Wirbelsäule.

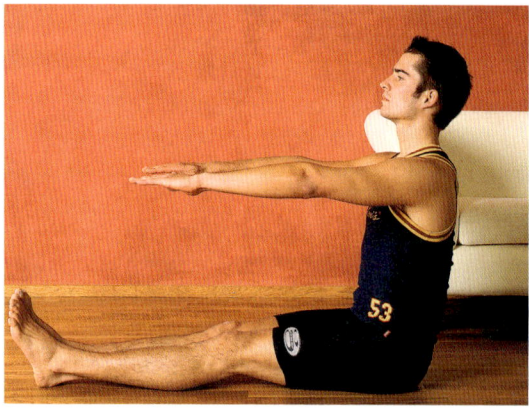

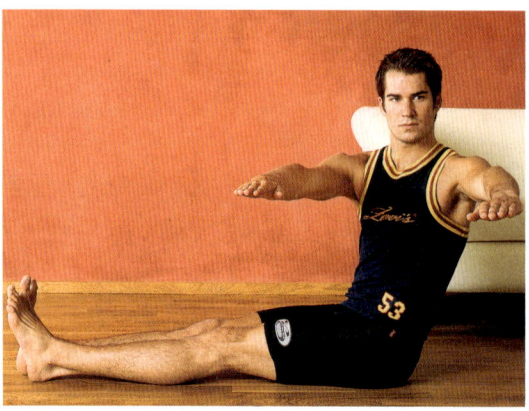

➤ **Ausführung**

Setzen Sie sich mit ausgestreckten Beinen auf den Boden. Die Zehen beider Füße sollen sich gegenseitig berühren. Legen Sie die Arme auf die Beine, die Handflächen zeigen nach unten.
Atmen Sie ein und heben Sie die Arme in eine waagrechte Position. Danach atmen Sie aus und drehen den ganzen Oberkörper einschließlich der Arme, des Nackens und des Kopfes zur Seite. Atmen Sie ein und kehren Sie in die Ausgangsposition zurück.
Drehen Sie sich direkt anschließend zur anderen Seite. Wichtig ist, dass Sie nicht in abgedrehter Stellung verbleiben. Ein- und Ausatmen jeweils 3 Sekunden. Wiederholen Sie diese dynamische Übung auf jeder Seite 3–5-mal.

➤ **Nutzen und Heilwirkung**

Die Drehung des Rückgrats wirkt entspannend. Der Drehsitz beseitigt Fettpolster am Unterleib und ist eine gute Vorbereitung für die nachfolgende, schwierigere Übung.

Drehsitz 1
Vakrasana

(49) Drehsitz 2
Ardha Matsyendrasana

Diese Haltung wird nach dem berühmten Yogi Matsyendra benannt. *Ardha* bedeutet halb, d.h. es ist eine erleichterte *Matsyendra*-Haltung.
Dieses Asana bewirkt eine komplette seitliche Drehung der Wirbelsäule, die von unseren westlichen sportlichen Übungen nie erreicht werden kann.

➤ **Ausführung**

Setzen Sie sich mit ausgestreckten Beinen auf den Boden. Ziehen Sie den linken Fuß unter das rechte Bein, die Ferse liegt am rechten Hüftgelenk an. Setzen Sie den rechten Fuß mit der Sohle auf den Boden und zwar auf die linke Seite des linken Knies. Das rechte Knie sollte unter der linken Achselhöhle zu stehen kommen. Halten Sie die Zehen des rechten Fußes mit der linken Hand fest und atmen Sie tief ein (3 Sek.).
Atmen Sie dann aus (3 Sek.) und drehen Sie den Oberkörper so weit wie möglich nach rechts ab. Verbleiben Sie in der maximalen Drehstellung mit ausgesetztem Atem für 6 Sekunden. Versuchen Sie, den linken Oberschenkel über den Rücken hinweg mit der rechten Hand zu ergreifen.
Atmen Sie ein und kehren Sie in die Ausgangslage zurück. Wiederholen Sie die Übung auf jeder Seite 3-mal. Später können Sie bis zu 2 Minuten in dieser Haltung verbleiben und dabei normal atmen.

➤ **Nutzen und Heilwirkung**

In dieser Haltung wird das Rückgrat wie ein Tuch ausgewrungen. Dabei erhöht sich die Elastizität der Wirbelsäule.
Der Drehsitz beansprucht alle Muskeln und Gelenke des Körpers und heilt Rheuma, Skoliose und Kyphose (Verkrümmung der Wirbelsäule) sowie Lumbago (Hexenschuss). In der Beseitigung von Rückenschmerzen kann er nahezu Wunder bewirken.
Die Haltung stimuliert den Appetit, weckt die Kundalini-Kraft (siehe S. 46) und hilft Personen mit schwacher Blasen- und Leberfunktion.

Drehsitz 2 · *Ardha Matsyendrasana*

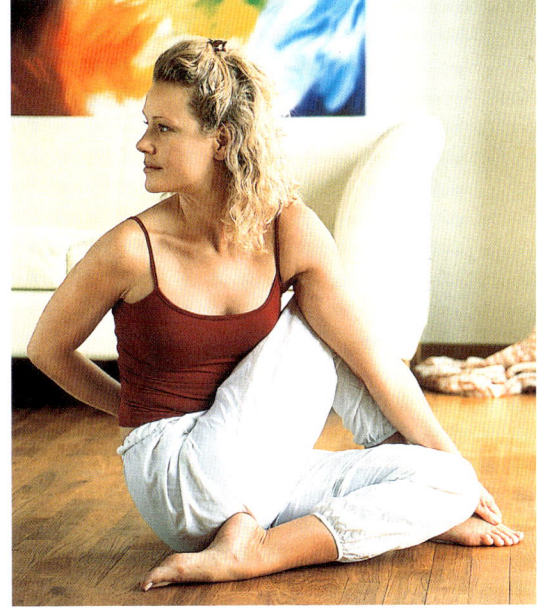

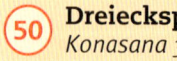

Dreieckspose 3
Konasana 3

Kona bedeutet Ecke. Dies ist die einzige stehende Haltung zur Rotation des Rückgrats. Sie empfiehlt sich besonders für Personen mit niedrigem Vitalitätsniveau.

➤ **Ausführung**

Stehen Sie mit gespreizten Beinen, die Füße sind parallel und etwa 60 Zenti-

Dreieckspose 3 · *Konasana 3*

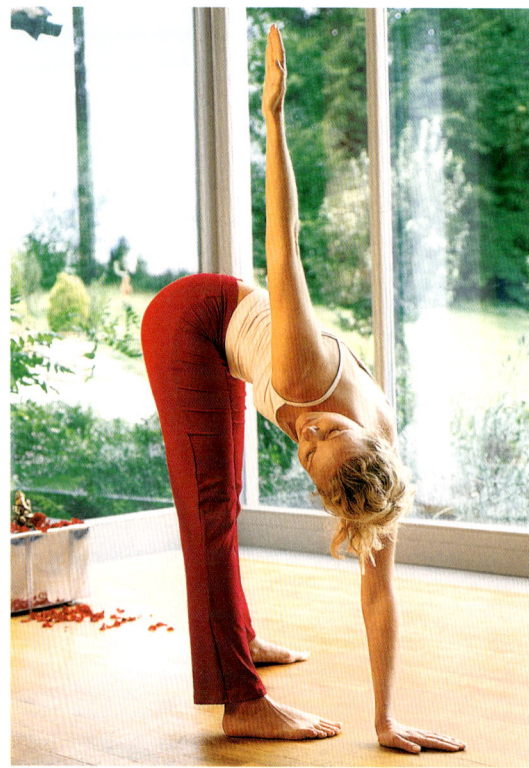

meter auseinander. Heben Sie die Arme waagrecht nach vorn.

Atmen Sie tief ein (3 Sek.) und bringen Sie die Arme in seitliche Stellung. Dann atmen Sie aus (3 Sek.), drehen den Oberkörper nach rechts und beugen sich nach vorn.

Versuchen Sie, den rechten Fuß mit der linken Hand zu berühren. Drehen Sie den Kopf nach rechts und richten Sie Ihre Augen auf die rechte, nach oben gestreckte Hand. Verbleiben Sie in dieser Haltung für 6 Sekunden, ohne einzuatmen. Atmen Sie ein (3 Sek.) und kehren Sie in die Ausgangsstellung mit seitlich gehaltenen Armen zurück. Drehen Sie sich anschließend nach links, beugen Sie sich nach vorn und versuchen Sie, den linken Fuß mit der rechten Hand zu berühren. Drehen Sie den Kopf nach links und fixieren Sie Ihre Augen auf die linke hochgehaltene Hand. Wiederholen Sie dieses Asana gegengleich 4–6-mal.

➤ **Nutzen und Heilwirkung**

Die seitlichen Rumpfmuskeln werden gedehnt, die Schultermuskeln gekräftigt. Das Blut strömt zum Kopf und der Blutdruck steigt erheblich. Die Herztätigkeit erhöht sich maximal. Das Rückgrat erfährt eine maximale seitliche Drehung.

➤ **Achtung**

Personen mit Herzleiden oder zu hohem Blutdruck sollten diese Haltung nicht ausführen.

Asanas zur intraabdominalen Kompression

(Zusammenpressen des Unterleibes)

Es ist sehr wichtig, den Blutkreislauf in den verschiedenen Teilen unseres Unterleibes zu aktivieren. Insbesondere Menschen mit großen Bäuchen leiden unter schwacher Blutzirkulation, da die inneren Organe nicht mehr genügend komprimiert werden können. Die folgenden Asanas sind speziell dazu gedacht, durch ein Zusammendrängen der inneren Organe die Blutzirkulation um ein Vielfaches zu erhöhen.

Der Schmutz, der sich in einem Abflussrohr angesammelt hat, kann leicht fortgespült werden, wenn wir den Wasserhahn voll öffnen und so viel Wasser wie möglich mit maximalem Druck durchlaufen lassen. Auf die gleiche einfache Weise können wir alle unsere inneren Organe von Schadstoffen befreien. Da wir Organe wie Lungen, Leber, Nieren etc. nicht direkt sehen können und auf ein defektes Organ erst aufmerksam gemacht werden, wenn es schmerzt oder nicht mehr funktioniert, empfiehlt es sich, die inneren Organe regelmäßig zu reinigen. Hierzu eignet sich Yoga ausgezeichnet, da es von Jung und Alt mit Leichtigkeit, ohne Gefahr und ohne Kosten praktiziert werden kann.

Luft spielt eine andere wichtige Rolle in unserem physiologischen System.

Sauerstoff dringt selbst in die kleinsten Bestandteile und wird von jeder Zelle dazu benutzt, ihr Nahrung zuzuleiten und Unreinheiten wegzutransportieren. Durch die Wechselwirkung von höheren und niedrigeren Luftdruckschwankungen in den verschiedenen Körperteilen bleibt der menschliche Körper dynamisch. In einem kranken Organismus gerät der Luftdruck jedoch aus dem Gleichgewicht, und dieses gestörte Gleichgewicht verursacht die Krankheit.

Der regulierte Fluss der Luft kann durch verschiedene Faktoren gestört werden, wie zum Beispiel durch zu wenig oder unregelmäßigen Schlaf, falsche oder nicht maßvolle Ernährung, ungesunde Angewohnheiten oder durch ungewohnte äußere Einflüsse. Die Merkmale einer solchen Störung sind Gähnen, Rülpsen, abgehende Blähungen, ein Gefühl der Schwere oder abgeschlaffte Muskeln. Probleme stellen sich dann ein, wenn sich solche Gase im Magen, Dünndarm oder Dickdarm ansammeln. Dies stört das ganze Verdauungssystem. Wenn die Gase nach oben gegen das Zwerchfell drücken, empfinden wir Schmerzen in der Herz- oder Lungengegend.

Die Beseitigung von Blähungen durch Medikamente bietet nur eine kurze Erleichterung und packt die Ursache nicht an ihrem Kern. Die erste Maßnahme beim Auftreten von Blähungen ist eine Reduzierung der Nahrungsaufnahme um ein Viertel. Nehmen Sie nur leicht bekömmliche Speisen zu sich, und

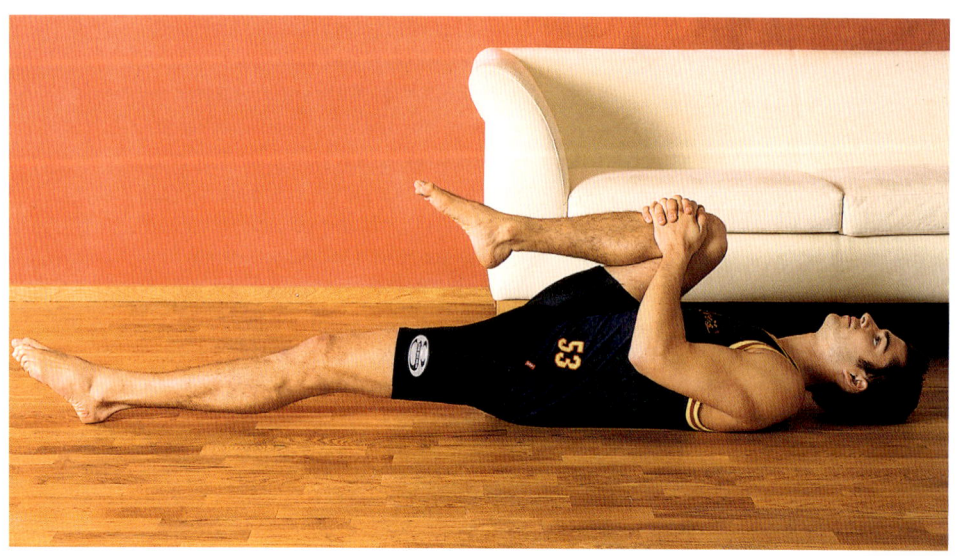

Einbeinige Antimeteorismus-Haltung · *Ekapada Pavanmuktasana*

essen Sie nur zweimal am Tag. Generell empfiehlt es sich auch, an zwei Tagen im Monat zu fasten.

Wenn Sie eine der folgenden Übungen regelmäßig praktizieren, werden Sie schon bald von diesem Übel nicht mehr geplagt werden.

> **Einbeinige**
> **(51) Antimeteorismus-**
> **Haltung**
> *Ekapada Pavanmuktasana*

In der Sanskritsprache bedeutet *Pavan* Luft und *Mukta* Befreiung. So erklärt der Name schon, dass diese Haltung Bläh-

ungen beseitigt. Bereits die einfachste Übung dieser Gruppe, *Pavanmuktasana*, ist äußerst effektiv.

> ➤ **Ausführung**

Legen Sie sich auf den Rücken, die Beine voll ausgestreckt, die Arme liegen entlang des Körpers. Atmen Sie ein (2 Sek.). Dann atmen Sie aus (2 Sek.), ziehen das rechte Bein heran, umfassen es fest mit den Armen und drücken es auf den Bauch. Suspendieren Sie den Atem (4 Sek.) und verbleiben Sie in dieser Stellung.

Nun atmen Sie wieder ein (2 Sek.), legen das Bein ab und heben das linke Bein hoch.

Heben Sie jedes Bein 4–6-mal.

➤ Nutzen und Heilwirkung

In dieser Stellung wird die Bauchdecke stark zusammengedrängt und der Leibesinhalt durch die Zwerchfellkompression bewegt. Diese Übung beseitigt Blähungen sowie Verstopfungen. Die Tätigkeit von Leber, Milz und Magen wird angeregt, Knie-, Hüft- und Fußgelenke werden geschmeidig.

 Vollständige Antimeteorismus-Haltung
Dvipada Pavanmuktasana

Nach einiger Übung der vorangegangenen Haltung werden Sie ohne Schwierigkeiten auch dieses Asana ausführen können.

➤ Ausführung

Legen Sie sich auf den Rücken, die Beine voll ausgestreckt, die Arme entlang des Körpers. Atmen Sie ein. Atmen Sie nun aus und ziehen Sie beide Beine an. Umfassen Sie die Unterschenkel fest mit beiden Armen und pressen Sie diese gegen den Bauch. Verbleiben Sie in dieser Haltung mit suspendiertem Atem für 4 Sekunden. Atmen Sie ein (2 Sek.) und legen Sie die Beine wieder auf den Boden. Wiederholen Sie die Übung anschließend 5-mal. Später können Sie in dieser Haltung bis zu 3 Minuten verbleiben und dazu normal atmen.

➤ Nutzen und Heilwirkung

Wie bei 51. Außerdem eignet sich dieses Asana zur Reduktion von Stress, Nervosität und Schlaflosigkeit.

Vollständige Antimeteorismus-Haltung · *Dvipada Pavanmuktasana*

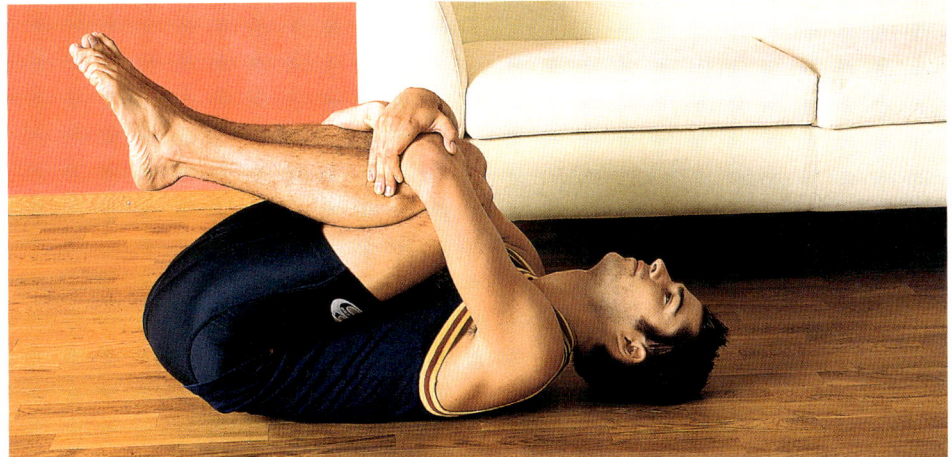

Sitzende Antimeteorismus-Haltung
Upabista Pavanmuktasana

Die **53** markiert.

Upabista bedeutet sitzend.

➤ **Ausführung**

Setzen Sie sich auf den Boden, stellen Sie beide Füße vor das Gesäß und atmen Sie ein (3 Sek.) Atmen Sie nun aus (3 Sek.), umfassen Sie beide Knie und drücken Sie die Oberschenkel gegen den Leib. Die Fersen sollen am Gesäß bleiben. Verweilen Sie in dieser Haltung mit suspendiertem Atem für 6 Sekunden. Lassen Sie die Knie los und atmen Sie ein (3 Sek.).

Wiederholen Sie die Übung 4–6-mal, dann bleiben Sie in dieser Haltung bis zu 3 Minuten und atmen normal.

➤ **Nutzen und Heilwirkung**

Wie bei 51.

Sitzende Antimeteorismus-Haltung · *Upabista Pavanmuktasana*

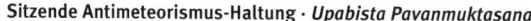

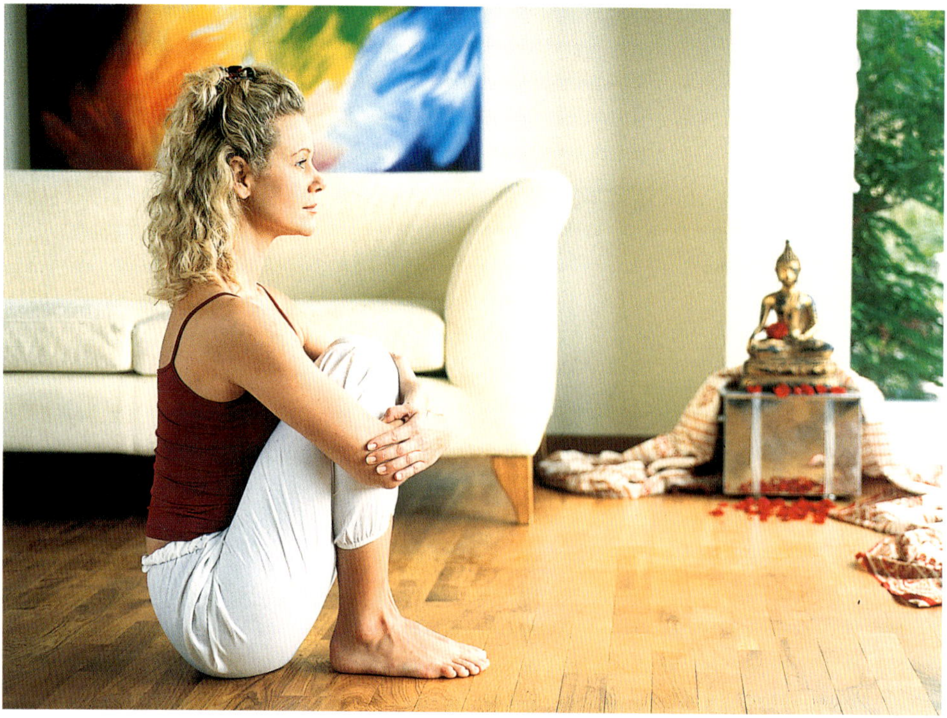

(54) Nase-Knie-Haltung
Utthitapadasana

Utthita bedeutet angehoben und *Pada* Bein. In dieser Haltung wird das Knie hochgehoben, bis es die Nasenspitze berührt.

➤ Ausführung
Stehen Sie aufrecht, die Füße parallel, die Arme hängen seitlich am Körper herab. Atmen Sie ein (3 Sek.). Dann atmen Sie aus (3 Sek.), heben das rechte Knie hoch, umfassen es mit beiden Armen und pressen es gegen den Unterleib. Beugen Sie den Kopf etwas nach vorn, so dass Sie das Knie mit der Nasenspitze berühren. Verbleiben Sie in dieser Haltung für 6 Sekunden, ohne einzuatmen. Atmen Sie ein (3 Sek.) und stellen Sie das Bein zurück auf den Boden. Wiederholen Sie die Übung gegengleich je 5-mal.

➤ Nutzen und Heilwirkung
Diese Haltung stärkt die Unterleibsorgane. Da sie die Koordination zwischen Nerven, Sinnen und Gehirn fördert, beseitigt sie das Zittern der Körperglieder, das im fortgeschrittenen Alter auftreten kann.

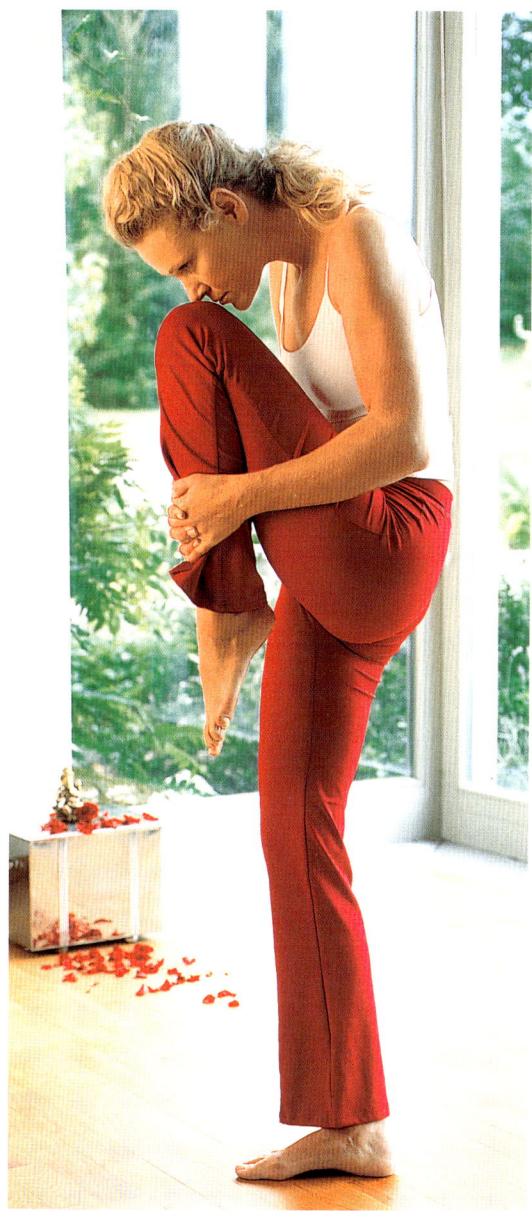

Nase-Knie-Haltung
Utthitapadasana

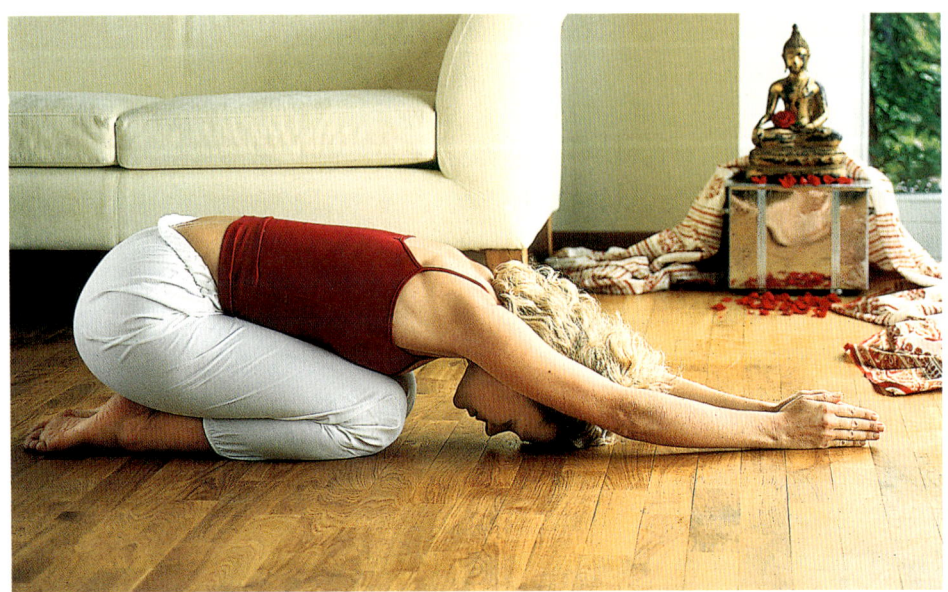

Halbschildkrötenhaltung · *Ardha Kurmasana*

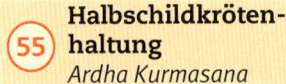

(55) Halbschildkröten-haltung
Ardha Kurmasana

Ardha bedeutet halb und *Kurma* ist die Schildkröte. In dieser Haltung gleicht der Körper einer Schildkröte.

➤ Ausführung
Setzen Sie sich in Festhaltung (2). Atmen Sie ein (3 Sek.) und heben Sie dabei die Hände hoch, die Handflächen gegeneinander. Atmen Sie nun aus (3 Sek.) und beugen Sie sich nach vorn, bis die Stirn und die kleinen Finger den Boden berühren. Atmen Sie normal weiter und verbleiben Sie 30 Sekunden in dieser Haltung.
Atmen Sie wieder ein (3 Sek.) und kehren Sie in die Ausgangsstellung zurück. Wiederholen Sie die Übung 3-mal.

➤ Nutzen und Heilwirkung
Da der Bauch von den Oberschenkeln eingedrückt und durch das Zwerchfell bewegt wird, werden die Eingeweide massiert. Deshalb wirkt sich diese Übung bei Verdauungsbeschwerden positiv aus.
Zusätzlich werden die unteren Lungenpartien gedehnt und die Hirndurchblutung gefördert.

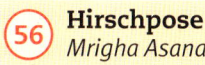

Hirschpose
Mrigha Asana

➤ **Ausführung**

Setzen Sie sich in Festhaltung (2). Legen Sie die Arme auf den Rücken, die Handflächen zeigen gegeneinander. Atmen Sie ein (3 Sek.). Nun atmen Sie aus (3 Sek.) und beugen den Oberkörper nach vorn, bis der Brustkorb die Oberschenkel und die Stirn den Boden berühren. Strecken Sie die Arme so hoch wie möglich. Die Handflächen müssen zusammenbleiben. Verbleiben Sie in dieser Stellung für 6 Sekunden, ohne einzuatmen.

Dann atmen Sie ein (3 Sek.) und kehren in die Ausgangshaltung zurück. Wiederholen Sie die Übung 5–10-mal.

➤ **Nutzen und Heilwirkung**

Wie bei der Halbschildkrötenhaltung (55). Zusätzlich wird der Gleichgewichtssinn geschult.

Hirschpose · *Mrigha Asana*

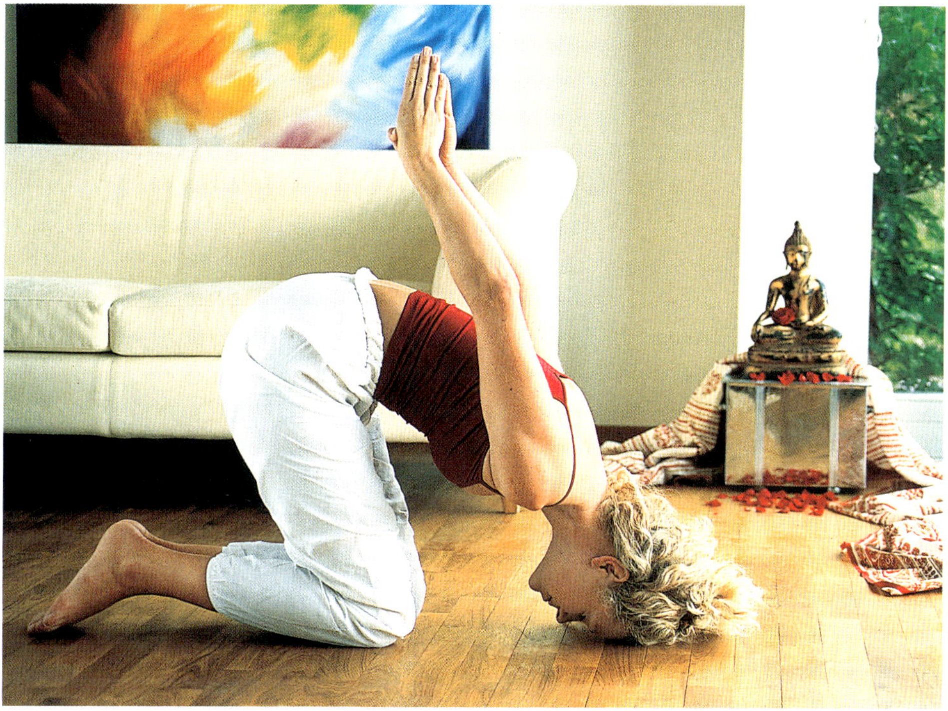

Schwanenhaltung
(57) *Hamsasana*

Dieses Asana ist eine Vorübung für die Pfauenhaltung (58) und kann von jenen ausgeführt werden, die nicht in der Lage sind, *Mayurasana* zu praktizieren.

➤ Ausführung

Legen Sie sich bäuchlings auf den Boden. Halten Sie beide Hände, die Handflächen auf dem Boden, in der Bauchgegend. Stützen Sie nun Brust und Unterleib auf die Oberarme ab, die Fingerspitzen zeigen in Richtung Füße. Strecken Sie die Beine; die Zehen sollen den Boden berühren. Das Gewicht des ganzen Körpers ruht nun auf den Ellbogen und den Zehen. Halten Sie in dieser Stellung den Atem an, und atmen Sie aus, wenn Sie aus der Stellung kommen.

Wiederholen Sie die Haltung 3–4-mal.

➤ Nutzen und Heilwirkung

In dieser Haltung wird ein starker Druck auf den Unterleib angesetzt. Die Hauptwirkung richtet sich deshalb auf die Verdauung. Die Stellung beseitigt Fettpolster am Bauch und trainiert die Armmuskulatur. Die Bauchspeicheldrüse wird aktiviert, der Appetit angeregt.

➤ Achtung

Bei zu hohem Blutdruck, Herzbeschwerden, Spondylitis (Wirbelentzündung) und Bandscheibenschäden dürfen Sie diese Haltung nicht ausführen.

Schwanenhaltung · *Hamsasana*

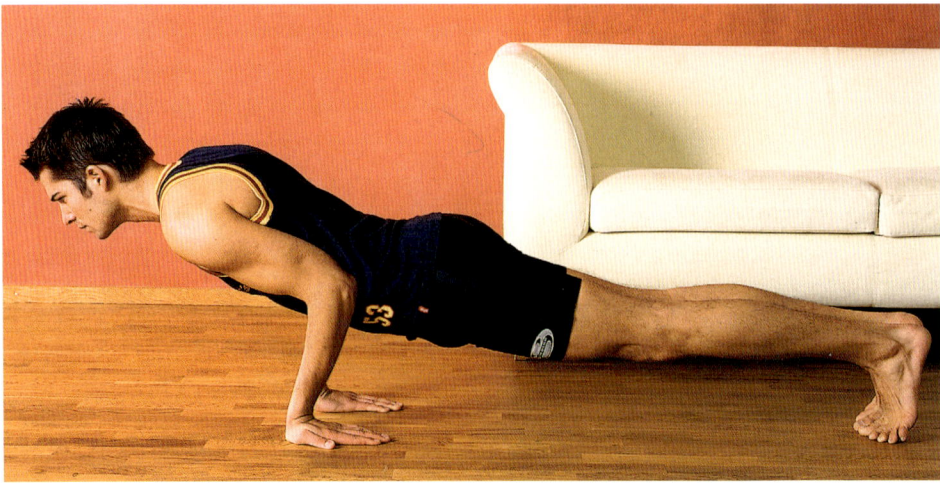

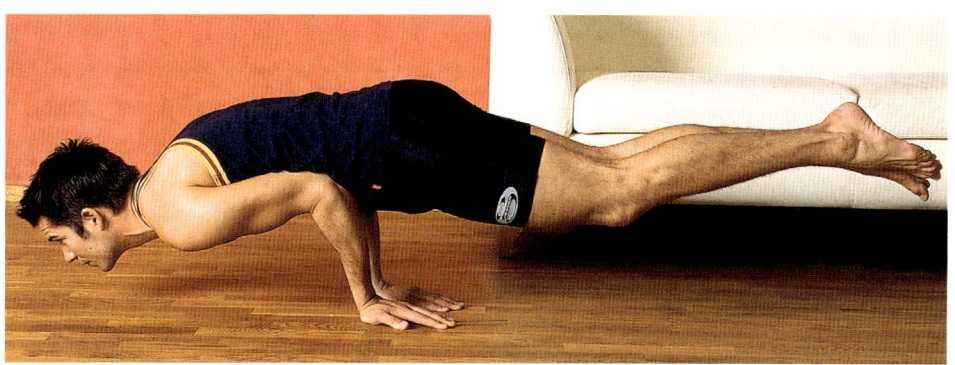

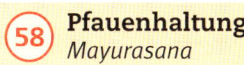
Pfauenhaltung · *Mayurasana*

(58) Pfauenhaltung
Mayurasana

Es ist wohlbekannt, dass Pfauen *(Mayur)* oft und gern mit Kobras kämpfen und diese töten. Obwohl sie während des Kampfes oft gebissen werden, nehmen diese Vögel dank ihrer Immunität gegen das Gift der Kobra keinerlei Schaden, im Gegenteil: Nach dem Kampf verspeisen sie ihre Beute mit Genuss.
Gleichfalls wird der Yoga-Schüler, der regelmäßig dieses Asana praktiziert, immun gegen toxische Substanzen in seinem Körper. Diese Haltung ist jedoch extrem schwierig auszuführen. Da eine genügende intraabdominale Kompression auch durch einfachere Asanas (wie Nr. 51, 52, 53) erreicht wird, können Sie diese Übung ruhig unbeachtet lassen, wenn Sie nicht in der Lage sein sollten, sie auszuführen.

➤ **Ausführung**
Nehmen Sie die Schwanenhaltung (57) ein. Während Sie ausatmen, neigen Sie den Körper etwas nach vorn, bis die Zehen nicht mehr den Boden berühren. Versuchen Sie, das Gleichgewicht beizubehalten, um so lange wie möglich in dieser Haltung zu bleiben.
Anfangs ist es sehr schwierig, in dieser Stellung normal zu atmen. Sie können mit 15 Sekunden Dauer in diesem Asana beginnen.
Wiederholung der Haltung üblicherweise 3-mal.

➤ **Nutzen und Heilwirkung**
Wie bei der Schwanenhaltung (57).

➤ **Achtung**
Bei zu hohem Blutdruck, Herzbeschwerden, Spondylitis (Wirbelentzündung) und Bandscheibenschäden dürfen Sie diese Haltung nicht ausführen.

Asanas zur Umkehrung der Blutzirkulation

Der Zweck der »Kopf-nach-unten-Haltungen« ist, die Blutzirkulation umzukehren. Davon profitieren vor allem die im Körper oben liegenden Teile wie Gehirn, Augen, Ohren, Nase und Hals. Viele Krankheiten dieser Organe können geheilt werden, wenn ihr Blutdurchfluss forciert wird.
Die Wirkung der Asanas zur Umkehrung der Blutzirkulation ist größer als die der meisten anderen kurativen Asanas. Ursprünglich existierte das *Viprita-Karani Mudra* als einzige Übung dieser Kategorie. Die modernen Yogis entwickelten dann auf eigene Faust vielerlei Haltungen, die mehr akrobatischen Zauberstücken gleichen und deren Nutzen für die Allgemeinheit eher zweifelhaft ist. Tatsache ist jedenfalls, dass in den alten Yoga-Texten nur *Viprita-Karani Asana* empfohlen wird. Ich rate Ihnen, schwierige Übungen nicht ohne die Anleitung eines qualifizierten Lehrers auszuführen. Gleichfalls gefährlich kann ein übermäßiger Enthusiasmus sein. Vorsichtiges und systematisches Trainieren des *Viprita-Karani Mudra* wird Sie befähigen, später auch den Schulter- oder sogar den Kopfstand auszuführen. Beginnen Sie sofort mit dem Kopfstand, ist zu befürchten, dass Sie Probleme geradezu einladen. Befolgen Sie hingegen den von Generationen von Yoga-Lehrern aufgezeigten Pfad, befinden Sie sich auf der sicheren Seite.

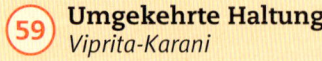

(59) Umgekehrte Haltung
Viprita-Karani

Dies ist eine leichte Haltung mit historischem Hintergrund. Die Übung ist harmlos und für alle durchführbar.

➤ Ausführung
Legen Sie sich auf den Rücken, entspannen Sie alle Muskeln und atmen Sie tief ein. Nun atmen Sie aus, heben die Hüften, schieben die Handflächen unter das Gesäß und stützen das Becken mit den Händen. Die Füße sollen über dem Kopf zu ruhen kommen. Atmen Sie normal.
Verbleiben Sie maximal 2–3 Minuten in dieser Haltung. Dann atmen Sie tief ein und rollen langsam in die liegende Haltung zurück.
Verbleiben Sie unbedingt die doppelte Zeitdauer in der liegenden Haltung.

➤ Nutzen und Heilwirkung
Die Haltung bewirkt eine starke Durchblutung der Hals- und Brustorgane. Die Gesichtshaut wird strahlend, Kopfschmerzen verschwinden und Augen-, Ohren-, Nasen- und Halskrankheiten werden beseitigt. Störungen der Sexualorgane, wie frühzeitiges Ejakulieren und nächtliche Samenergüsse, können aufgehoben werden. Auch bei Krampfadern oder Überbelastung der Beine hilft diese Haltung.
Experimente haben gezeigt, dass *Viprita-Karani Asana* und *Sarvangasana* (60)

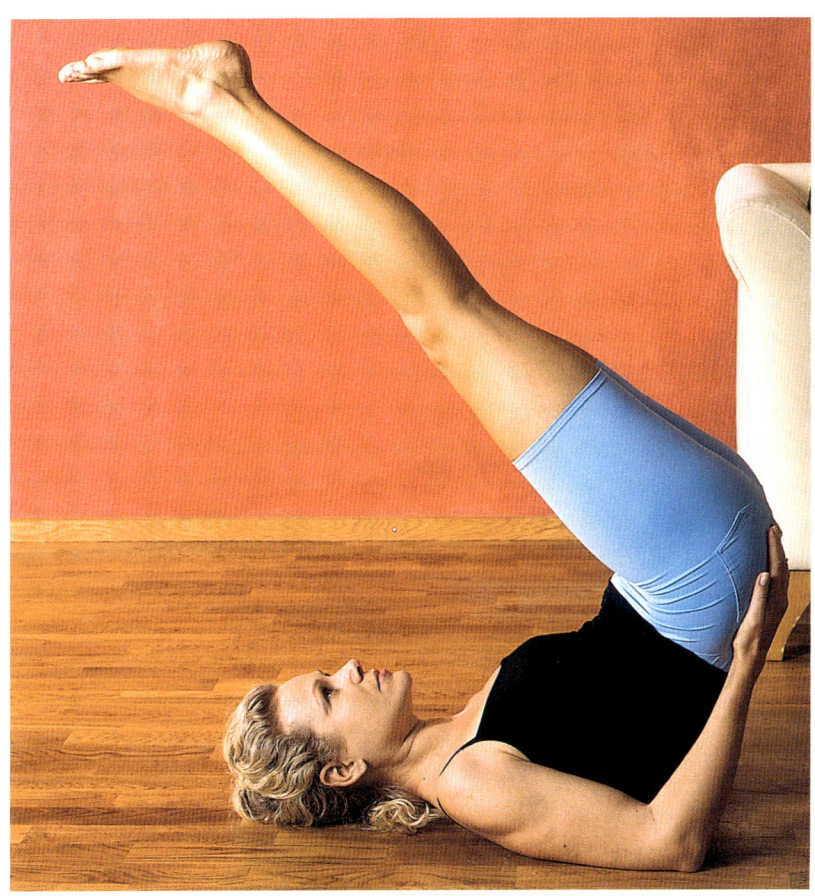

Umgekehrte Haltung · *Viprita-Karani*

die Funktion der Leber verbessern und die Nerven sowie die Muskulatur aller Verbindungskanäle, welche das Gehirn mit dem Rumpf des Körpers verknüpfen, stärken. Die Yogis messen dieser Haltung viel Bedeutung bei, da sie in der Lage ist, die Kundalini-Kraft zu erwecken, die den »Sadhaka« (jemand, der den spirituellen Weg geht) zur absoluten Perfektion führen kann. Aber auch normale Erdenbewohner können großen Nutzen aus dieser vorzüglichen Haltung schöpfen. Sie verleiht die Heilwirkung von *Shirasana* (Kopfstand) ohne den schädlichen Nebeneffekten, welche dieser haben kann.

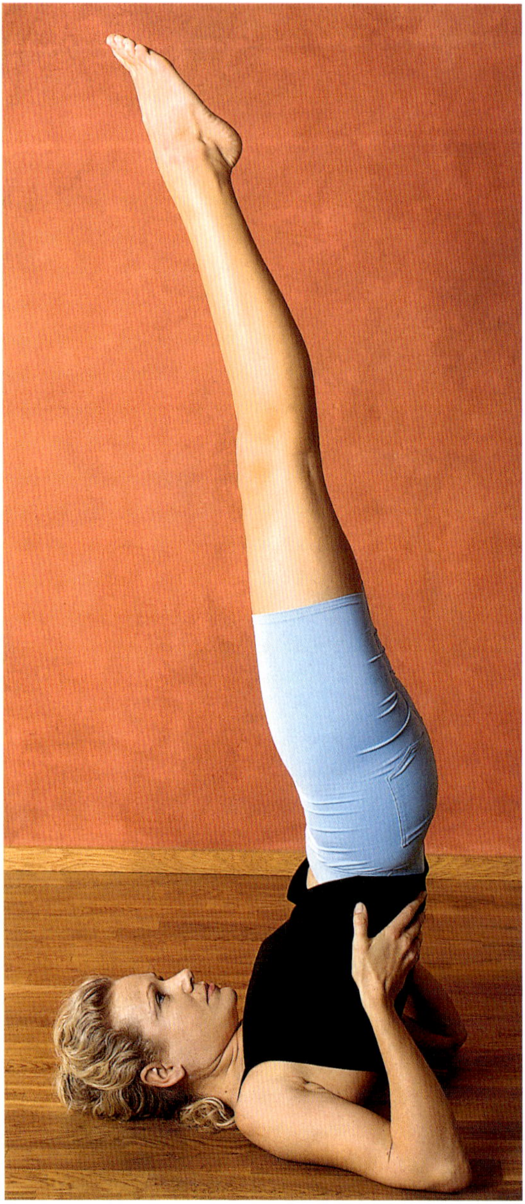

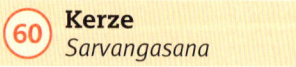

60 **Kerze**
Sarvangasana

Der Sanskritbegriff *Sarva* bedeutet ganz oder alles. *Anga* heißt Körper. In dieser Haltung profitieren alle Körperteile.

➤ **Ausführung**

Nehmen Sie die Umgekehrte Haltung (59) ein. Dann heben Sie die Beine, das Becken und den Rücken in die Senkrechte, so dass das ganze Körpergewicht auf den Schultern, dem Nacken und dem Hinterkopf zu ruhen kommt. Legen Sie die Hände zur Stütze gegen die Rippen auf den Rücken, während die Oberarme auf dem Boden liegen. Verbleiben Sie maximal 3 Minuten in dieser Haltung.

Führen Sie nach dieser Übung das *Savasana* (61) mindestens für 5 Minuten aus.

➤ **Nutzen und Heilwirkung**

Wie bei Umgekehrter Haltung (59).

Kerze
Sarvangasana

Entspannungs-übungen

Alle Menschen leiden unter den Wechselwirkungen von Spannung und Entspannung und zwar auf körperlicher wie auf mentaler Ebene. Ein angespannter Körper kann durch mentale Tätigkeit entspannt werden. Deshalb können wir beobachten, dass viele Menschen nach großer körperlicher Anstrengung Musik hören, um sich daraufhin wieder erfrischt zu fühlen. Umgekehrt empfindet jemand nach intensiver geistiger Tätigkeit große Erleichterung bei einem ausgedehnten Spaziergang in freier Natur. Spannungen verursachen viele Krankheiten; Entspannung ist die einzige Kur hierfür.

Trotz ausreichendem Schlaf – acht und mehr Stunden – fühlen sich viele beim Aufstehen schwach und abgespannt. Die Probleme des Alltags jagen uns oft noch im Traum. Von Entspannung kann also keine Rede sein, denn wir haben nur den Körper, aber nicht den Geist zur Ruhe gelegt.

Warum sollen wir acht oder mehr wertvolle Stunden unseres Lebens opfern, um dann doch nicht zufrieden und entspannt aufzuwachen? Es ist möglich, durch bewusstes Entspannen mit Hilfe der folgenden Asanas in wenigen Minuten wieder vollkommen frisch zu sein. Mahatma Gandhi entspannte sich auf diese Weise während seiner anstrengenden Bahnreisen durch ganz Indien.

Die folgenden drei Entspannungsübungen sollten Sie am Ende Ihres jeweiligen Übungsprogrammes ausführen. Diese Asanas eignen sich auch für Sportler nach Trainingsende sowie für Berufstätige am Abend eines arbeitsreichen Tages.

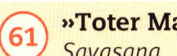

61 »Toter Mann«
Savasana

Dies ist eine Yoga-Haltung, in der wir völlig reglos verharren. Das Ziel ist, den Praktizierenden völlig zu entspannen – sowohl geistig als auch körperlich. Mit Hilfe dieser Übung sind Yogis in der Lage, ihren Schlaf auf wenige Stunden zu reduzieren.

➤ **Ausführung: Methode 1**
Liegen Sie auf dem Rücken, Beine, Rückgrat und Kopf bilden eine Linie. Halten Sie die Füße 40 Zentimeter auseinander und die Hände je 25 Zentimeter vom Rumpf entfernt. Halten Sie die Augen geschlossen, ohne Druck auf die Augenlider auszuüben.

Lösen Sie Ihren Geist langsam und allmählich von allen Teilen des Körpers los. Stellen Sie sich vor, dass Ihr Körper bei jedem Ausatmen tiefer in den Boden sinkt. Führen Sie diesen mentalen Vorgang aus, bis Sie fühlen, Ihr Körper sei weggesunken. Um dieses Stadium zu erreichen, werden Sie 5–15 Minuten benötigen.

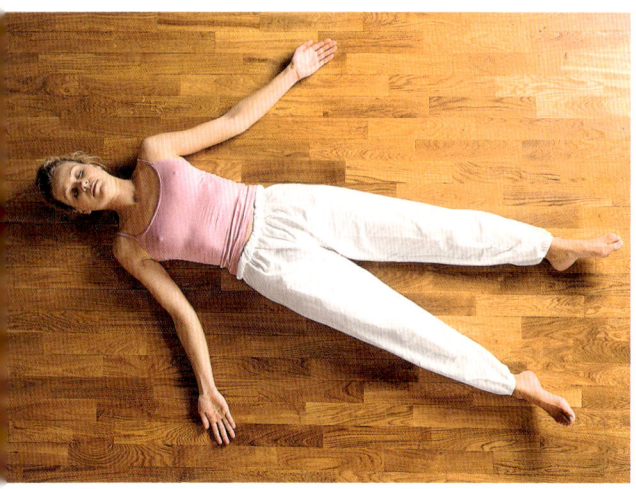

»Toter Mann« · *Savasana*

➤ **Ausführung: Methode 2**

Entsprechend der Yoga-Wissenschaft
halten 16 Organe unseres Körpers Kontakt mit der Außenwelt. Dies sind:

1. die Fußspitzen,
2. die Fußknöchel,
3. die Knie,
4. die Schenkel,
5. das Rektum,
6. die Geschlechtsteile,
7. der Nabel,
8. der Magen,
9. das Herz,
10. die Kehle,
11. die Lippen,
12. die Nasenspitze,
13. die Augen,
14. der Mittelpunkt zwischen
    den Augenbrauen,
15. die Stirn,

16. das Gehirn *(Brahmapura* in der
    Yoga-Terminologie).

Die folgende Methode ist dazu gedacht,
diese Organe von der Außenwelt abzu-
schneiden. Legen Sie sich in *Savasana*
nieder. Richten Sie all Ihre Aufmerksamkeit zuerst auf die Zehenspitzen.
Versuchen Sie, die Lebenskraft nur dort
zu fühlen. Nach einiger Zeit verschieben
Sie die Lebenskraft weiter zu Organ 2,
den Fußknöcheln, und stellen sich vor,
dass die Zone unterhalb der Knöchel
vollkommen leblos ist. Verschieben Sie
auf diese Weise die Lebenskraft, bis Sie
bei Organ 16, dem »Brahmapura«, angekommen sind. Es ist von Vorteil, wenn
Sie jemand bei dieser Übung beobachtet
und prüft, ob alle entsprechenden Körperteile wirklich entspannt sind.

➤ **Nutzen und Heilwirkung**

Heute wird diese Haltung von Herz-
spezialisten auf der ganzen Welt angewandt. Sie wird wissenschaftlich als
Autopsycho-Prophylaxe bezeichnet.
Neben regulärem Praktikum können
Sie diese Haltung einnehmen, sobald
Sie unter physischem und mentalem
Stress leiden. Wenn der Patient die richtige Loslösung in dieser Stellung praktiziert, ist die Heilwirkung bei weitem
größer, als sie durch Indikation von Be-
ruhigungsmitteln erreicht werden kann.
Dieses Asana transferiert Energie von
einem entspannten Körperteil zu einem
übermüdeten.

Vor dem Einschlafen praktiziert, führt diese Übung zu gesundem, kurzem und tiefem Schlaf. Der Blutdruck nimmt ab.

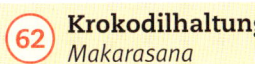

Krokodilhaltung
Makarasana

Dieses Asana hat seinen Namen vom Krokodil, das sich auf dem Bauch liegend ausruht.

➤ Ausführung
Legen Sie sich völlig ausgestreckt auf den Bauch. Alle Körperteile müssen mit dem Boden Kontakt haben. Halten Sie die Füße voneinander getrennt, die Fuß-spitzen zeigen nach außen. Legen Sie die Hände übereinander unter Ihre Stirn. Schließen Sie die Augen und atmen Sie normal. Entspannen Sie alle Körperteile und bleiben Sie regungslos liegen. Stellen Sie sich vor, wie Ihr Körper langsam in den Boden versinkt. Wenn jemand Sie ins Bein kneift, sollten Sie nichts dabei verspüren. Dies ist der Test für die Perfektion dieser Haltung. Bleiben Sie beliebig lang in dieser Stellung.

➤ Nutzen und Heilwirkung
Der Körper erfährt eine große Ruhe und fühlt sich leicht und entspannt. Des Weiteren gilt das Gleiche wie beim »Toten Mann« (61).

Krokodilhaltung · *Makarasana*

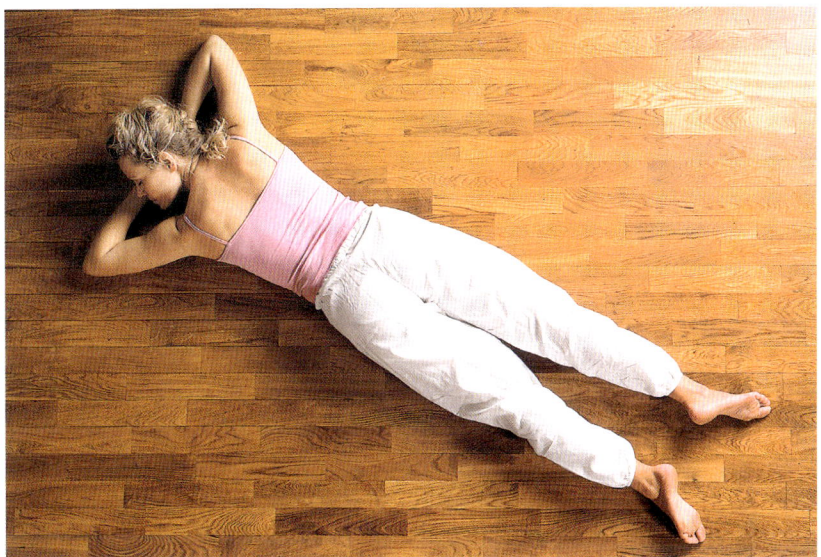

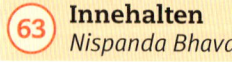

Innehalten
(63) *Nispanda Bhava*

Bhava bedeutet Geisteshaltung, *Ni* ohne und *Spanda* Bewegung. *Nispanda Bhava* ist somit jene Geisteshaltung, in der weder eine körperliche noch eine mentale Tätigkeit stattfindet.
Jedem sollte es möglich sein, eine Haltung einzunehmen, in der er sich bequem fühlt, ohne dabei seine Position wechseln zu müssen. Wählen Sie also eine Stellung, in der Sie sich entspannt fühlen und für geraume Zeit verweilen können.

➤ Ausführung
Setzen Sie sich gerade auf den Boden, nahe an eine Wand oder auf einen Stuhl und lehnen Sie sich zurück, bis Sie sich komfortabel fühlen. Schließen Sie die Augen und entspannen Sie alle Körperteile.
So wie Ihr Körper die Wand als Stütze benutzt, braucht auch Ihr Geist einen Halt. Es ist sehr leicht, Ihren Geist mit Hilfe des Gehörs zu kontrollieren. Fokussieren Sie deshalb Ihren Hörsinn auf die Geräusche Ihrer Umgebung und absorbieren Sie sie auf eine passive, unbeteiligte Weise.
Diese Übung können Sie zu jeder Zeit für 10–15 Minuten praktizieren. Die indischen Yogis meditieren über den Schall bestimmter heiliger Silben, wie OM, OM NAMO NARAYANA etc.

➤ Nutzen und Heilwirkung
Dieses Asana trainiert den Geist zur Introspektion (Selbstbeobachtung). Körper und Geist werden entspannt. Die Haltung vermittelt Ihnen eine subjektive Erfahrung der inneren Ruhe.

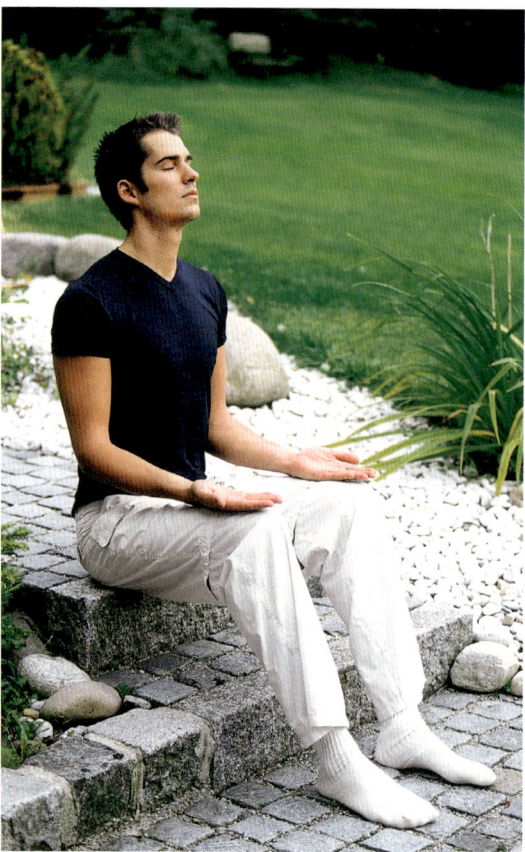

Innehalten
Nispanda Bhava

Lebenskraft durch Pranayama

Die Luft, die Sie einatmen, ist lebenswichtiger als Ihre Ernährung. Ohne Essen können Sie für Tage und sogar Wochen überleben. Ohne Luftzufuhr dagegen können Sie nur ein paar Sekunden oder bestenfalls Minuten auskommen. Deshalb wird niemand die Bedeutung richtiger und bewusster Atmung in Frage stellen.

Die Atmung, wie andere vitale Funktionen unseres Körpers, wird von unserem Unterbewusstsein reguliert. Die Tatsache, dass die Atmung automatisch den Bedürfnissen des Körpers angepasst wird, bedeutet nicht, dass diese immer mit maximaler Leistungsfähigkeit arbeitet.

Das Einführen eines Fadens in ein Nadelöhr ist ein höchst einfacher Vorgang. Trotzdem ist es notwendig, dass wir dabei den Atem anhalten. Durch dieses bewusste Anhalten des Atems erreichen wir die Beherrschung sowohl unserer Motionen als auch unserer Emotionen. Haben wir nicht schon alle an uns selbst beobachtet, dass wir sehr schnell atmen, sobald wir aufgeregt sind?

Die vedischen Schriften erklären, dass die Anzahl der Atemzüge unsere Lebensdauer bestimmt. *Pranayama* ist die effektivste Methode, unseren Körper wie auch unsere Emotionen unter Kontrolle zu bringen sowie unsere Gesundheit und Lebenserwartung zu erhöhen.

Was ist Pranayama?

Pranayama bildet die vierte Stufe des Asthanga-Yoga, dem achtfaltigen Yoga-System. Auf Seite 15 haben wir bereits *Yama* (soziales Verhalten), *Nyama* (persönliches Verhalten) und *Asanas* (Körperhaltungen) besprochen. *Prana* heißt soviel wie Lebensatem und *Ayama* bedeutet Zentralisation. Somit kann *Pranayama* als »Kontrolle der Lebenskraft durch das System der Yoga-Atmung« definiert werden.

Die zwei unterschiedlichen Phasen der Atmung sind das Einatmen und Ausatmen. Beide werden durch die Kontraktion (Zusammenziehung) beziehungsweise die Expansion (Ausdehnung) des Zwerchfells bewirkt. Im gesunden Zustand gleicht die Zeitspanne des Einatmens genau jener des Ausatmens, im anormalen, kranken Zustand verändern sich die Zeiten jeweils.

Weitere Phasen der Atmung sind die Suspension (Aufhebung des Atmens), d.h. der Zeitraum nach erfolgtem Ausatmen bis zum erneuten Einatmen, und die Retention (Zurückhaltung des Atems), dem Zeitraum nach erfolgtem Einatmen bis zum erneuten Ausatmen. Unsere Atmung besteht somit aus vier Phasen. Die perfekte Koordination dieser vier Bestandteile ist das Ziel von

Pranayama, dessen erster Schritt die Gleichschaltung von Ein- und Ausatmung ist. Dies wird die betroffenen Organe genügend kräftigen, um zur nächsten Phase, der Suspension und Retention, schreiten zu können.

Es ist schwierig, die Technik des *Pranayama* allein durch das Studium eines Buches zu erlernen. Eigene Experimente auf diesem Gebiet können Sie früher oder später in Schwierigkeiten bringen. Die persönliche Anleitung und Überwachung eines qualifizierten Yoga-Lehrers wird Sie jedoch zum Erfolg führen.

Die nachfolgenden, vereinfachten *Pranayama*-Übungen sind von Shri Yogendraji, dem Gründer und Präsidenten des »International Board of Yoga«, Bombay, entwickelt und in über 70 Jahren seiner eigenen Lehrtätigkeit erfolgreich erprobt worden. Er verstarb im Alter von 98 Jahren. Hier einige seiner praktischen Hinweise zur Vorbereitung und Ausführung von *Pranayama*-Übungen:

❚ Machen Sie es sich zur Angewohnheit, die Luftpassagen Ihres Körpers jeden Morgen nach dem Aufstehen zu reinigen.

❚ Atmen Sie nur wenn unbedingt notwendig durch den Mund ein. Fortgesetztes Ein- und Ausatmen durch den Mund ist gesundheitsgefährdend.

❚ Bevor Sie irgendwelche Atemübungen ausführen, achten Sie darauf, dass die Türen und Fenster offen stehen. Noch besser üben Sie im Freien. Vermeiden Sie aber jegliche Zugluft.

❚ Tragen Sie während des Übens keine eng anliegende oder bewegungshemmende Kleidung. Lassen Sie auch die Haut atmen.

❚ Starten Sie Ihr Trainingsprogramm mit einem meditativen Asana sowie einigen kurativen Asanas, und beginnen Sie erst dann mit *Pranayama.*

❚ Falls Sie an Kopfschmerzen leiden, einen trockenen Mund, eine verstopfte Nase oder einen überfüllten Magen haben, gehen Sie ins Freie, atmen Sie 5 Minuten lang tief ein und aus und rasten Sie, bis Sie sich wieder wohl fühlen.

❚ Viele Menschen haben die Tendenz, nicht richtig auszuatmen. Die Luft bleibt damit unnötig lang in den Lungen und verursacht Krankheiten. Dem konzentrierten Ausatmen folgt automatisch ein korrektes Einatmen. Achten Sie deshalb auf eine präzise Ausatmung.

❚ Personen über 40 Jahre müssen besonders darauf achten, nicht stoßweise und zu schnell einzuatmen.

❚ Personen mit Herzbeschwerden sollten mit der Yoga-Atmung allmählich beginnen und sie sacht ausführen.

❚ *Pranayama* eignet sich nicht für Kinder unter 12 Jahren.

❚ Halten Sie den Unterleib in seiner natürlichen entspannten Lage.

❚ Verkrampfen Sie während der Tiefatmung auf keinen Fall die Gesichtsoder Halsmuskulatur, einschließlich der Nasenflügel, denn so blockieren Sie die Atemwege.

Heilwirkung der Yoga-Atmung

Die bestentwickelten Beinmuskeln nützen einem Läufer nicht viel, wenn er nicht imstande ist, die Kapazität seiner Lungen voll auszuschöpfen. Wir »laufen« tatsächlich mehr mit der Lunge als mit den Beinen.

Es liegt also in unserem eigenen Interesse, alles zu tun, was zur Kräftigung der Lunge beiträgt. Durch Yoga-Atmung können Sie die folgenden Resultate erzielen:

1. Ausreichende Sauerstoffaufnahme

Eine entspannte körperliche und seelische Verfassung sowie das Fehlen von dynamischer Bewegung, verbunden mit gezielter Atmung, erhalten die Luft in den Lungenbläschen bei höchster Sauerstoffsättigung.

Normalerweise beträgt der Sauerstoffgehalt in den Lungenbläschen etwa 16%. Durch Yoga-Atmung erhöht er sich auf etwa 22%. Dabei ist der Aufwand für *Pranayama* verglichen mit der Heilwirkung äußerst gering.

2. Entfernung von Kohlensäure

Bei der Yoga-Atmung bewirkt das Zurückhalten des Atems vorerst eine Konzentration von Kohlensäure in den Lungen, die nachher beim kräftigen Ausatmen praktisch vollständig beseitigt wird.

3. Gleichschaltung von Ein- und Ausatmung und die Bioenergien der Ayurveda

Entsprechend der Ayurveda-Physiologie gibt es drei bioenergetische Einflüsse:

▌ Pitta oder *Pingala* ist eine erhitzende Energie, wird von dem Planeten Sonne beeinflusst und entwickelt sich, wenn wir durch das rechte Nasenloch atmen.

▌ Vata oder *Ida,* eine kühlende Energie, wird von dem Planeten Mond kontrolliert und entwickelt sich, wenn wir durch das linke Nasenloch atmen.

▌ Kapha oder *Sushuma* findet man vor, wenn wir ausgeglichen in der Mitte atmen.

Die Koordination dieser biodynamischen Strömungen sowie die perfekte, zeitliche Gleichschaltung von Ein- und Ausatmung gewährleisten das maximale Funktionieren aller Lebensaktivitäten. Weder normale noch sportliche Atmung fördert diese Aspekte.

4. Erhöhung des Arterienflusses

Durch die Koordination von Herz und Lunge aktiviert *Pranayama* die Blutzirkulation und dies, ohne wertvolles Gewebe durch unnötiges, sportliches Muskeltraining zu zerstören.

5. Beruhigung des Nervensystems

Wer *Prana* durch Yoga kontrolliert, hat automatisch auch *Chitta,* »die Substanz des Geistes«, im Griff. Die psychologische Heilwirkung von *Pranayama* ist noch größer als ihre physiologische.

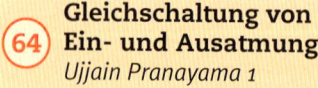

64 Gleichschaltung von Ein- und Ausatmung
Ujjain Pranayama 1

Der Zweck dieser Übung ist, die Einatmung der Ausatmung anzupassen. Sie wird *Ujjan Pranayama* genannt, da sie in der Kehle des Übenden zischende Geräusche verursacht.

➤ **Ausführung (ohne Abb.)**

Stehen Sie aufrecht oder liegen Sie im *Savasana* {61}. Lassen Sie die Arme entspannt hängen oder legen Sie sie neben dem Körper auf den Boden. Behalten Sie die Augen offen und fixieren Sie sie auf einen Punkt vor Ihnen. Atmen Sie gleichmäßig und ohne Anstrengung für einige Sekunden ein. Merken Sie sich genau, wie viele Sekunden Sie eingeatmet haben. Atmen Sie aus und achten Sie darauf, dafür genauso viel Zeit wie für das Einatmen in Anspruch zu nehmen. Wiederholen Sie diese Übung mindestens 15–20-mal und versuchen Sie dabei, die entsprechenden Atemperioden zu verlängern.
Ein guter Wert für Ein- und Ausatmung liegt zwischen 30 und 40 Sekunden. Wichtig ist, dass Sie weder Gesichts- noch Brustmuskulatur verkrampfen. Konzentrieren Sie sich völlig auf die Atmung. Nach einiger Übung können Sie dieses *Pranayama* mit geschlossenen Augen im *Vajrasana* (Festhaltung, 2) oder *Padmasana* (Lotussitz, 3) ausführen.

➤ **Nutzen und Heilwirkung**

Diese Übung verbessert die Sauerstoffzufuhr des Körpers und reguliert den Atemzyklus. Sie beruhigt und stärkt das Nervensystem und vermittelt dem Ausführenden ein Gefühl der inneren Harmonie.
Da die Kapazität und Elastizität der Lungen erhöht wird, verringert sich die Atmungsrate.

➤ **Achtung**

Praktizieren Sie *Pranayama* nie an einem schmutzigen, mit Rauch oder Staub erfüllten Ort.

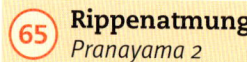

65 Rippenatmung
Pranayama 2

Bei der Atmung wird das Brustvolumen abwechselnd vergrößert und verkleinert. Dabei wirken zwei Komponenten, nämlich die Rippen- und die Zwerchfellatmung. Im Normalfall wird die Volumenveränderung zu 75% durch die Zwerchfellatmung bewirkt. Diese Übung zielt darauf hin, die Kapazität der Rippenatmung zu erhöhen. Dabei müssen wir Folgendes berücksichtigen:
Die Brustkorbbewegungen entstehen aus einer Summe von Einzelbewegungen. Man unterscheidet einerseits die maximale Ausatmungs- oder Exspirationsstellung, andererseits die maximale Einatmungs- oder Inspirationsstellung. Bei der Einatmung kommt es zu einer

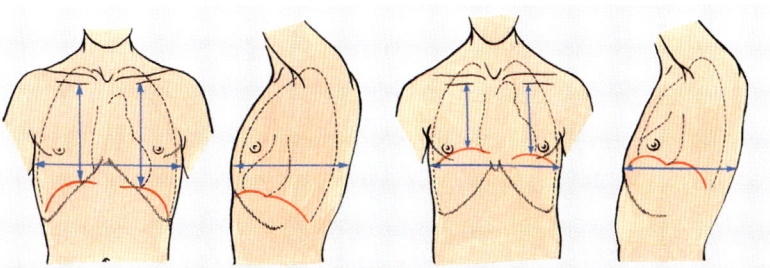

Links: maximale Inspirationsstellung (Einatmung), rechts: maximale Exspirationsstellung (Ausatmung). Die blaue Linie zeigt das Dehnen und Zusammenziehen des Brustkorbs, die rote Linie die Bewegung des Zwerchfells.

Erweiterung des Brustkorbs sowohl in horizontaler als in vertikaler Richtung. Diese Erweiterung wird ermöglicht

1. durch die Beweglichkeit der Rücken-wirbelgelenke,
2. durch die Elastizität der Rippen-knorpel,
3. geringfügig durch eine Verstärkung der Kyphose (Verkrümmung nach hin-ten) der Brustwirbelsäule.

Bei der Ausatmung kommt es zu einer Senkung der Rippen und dadurch zu einer Verkleinerung in vertikaler sowie horizontaler Richtung. Ebenso nimmt die Brustkyphose etwas ab.
Bei forcierter Rippenatmung wirken die Muskeln des Schultergürtels (Hilfs-atemmuskeln) als Inspiratoren, die Bauchwandmuskeln sowie einige Rückenmuskeln als Exspiratoren. Entscheidend für die Atemkapazität des Brustkorbes ist seine Beweglichkeit, d. h. der Unterschied zwischen maximaler Ein-atmungs- und Ausatmungsstellung.

Die Beweglichkeit der Rippenwirbel-gelenke und das Rückwärtsbiegen der Wirbelsäule werden durch das Prakti-zieren der kurativen Asanas genügend vorbereitet. Mit dieser *Pranayama-*

Rippenatmung · *Pranayama 2*

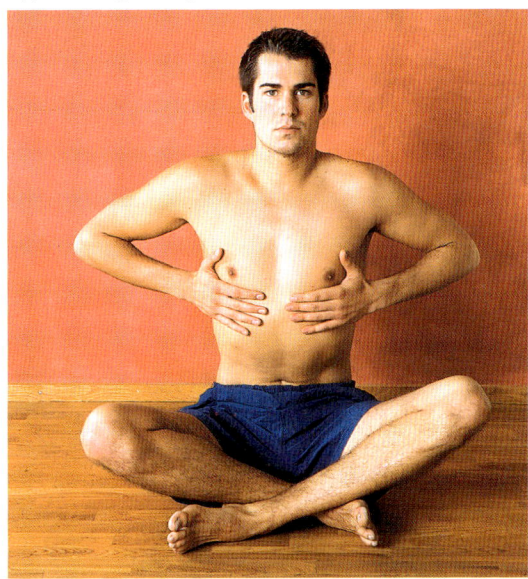

Übung beabsichtigen wir nun, die Rippenknorpel elastisch zu machen und die Zwischenrippenmuskulatur zu stärken.

➤ **Ausführung**

Führen Sie zuerst *Ujjain Pranayama* (64) stehend oder in meditativer Haltung aus. Legen Sie danach beide Handflächen auf die entsprechende Seite des Brustkorbes. Atmen Sie ein, indem Sie den Thorax bis zur maximalen Einatmungsstellung anheben, während Sie die Handflächen den Rippen entlang nach außen bewegen. Beginnen Sie nach erfolgter Einatmung gleich die Ausatmung, wobei Sie dieses Mal die Handflächen nach innen schieben, als ob Sie mithelfen wollten, den Brustkorb zusammenzudrücken. Wiederholen Sie diese Übung 12–15-mal. Achten Sie darauf, dass die Ein- und Ausatmung gleich lang und gleich schnell erfolgt.

➤ **Nutzen und Heilwirkung**

Stärkt die Rippenmuskulatur und schöpft die volle Kapazität der Rippenatmung aus. Entwickelt die Konzentrationsfähigkeit.

(66) Zwerchfellatmung
Pranayama 3

Das Zwerchfell trennt die Brusthöhle von der Bauchhöhle. Es funktioniert wie ein Regenschirm: Wenn wir den Schirm öffnen, verdrängt er die über ihm liegende Luft. Gleichfalls übt das Zwerchfell, wenn expandiert, Druck auf die über ihm liegenden Organe aus.
Diese Atemübung massiert alle an der Atmung direkt oder indirekt teilnehmenden Organe, einschließlich der Leber, der Nieren, der Bauchspeicheldrüse sowie des Dünn- und des Dickdarms. Natürlich erhöht diese Massage die Leistungsfähig-

Zwerchfellatmung · Pranayama 3

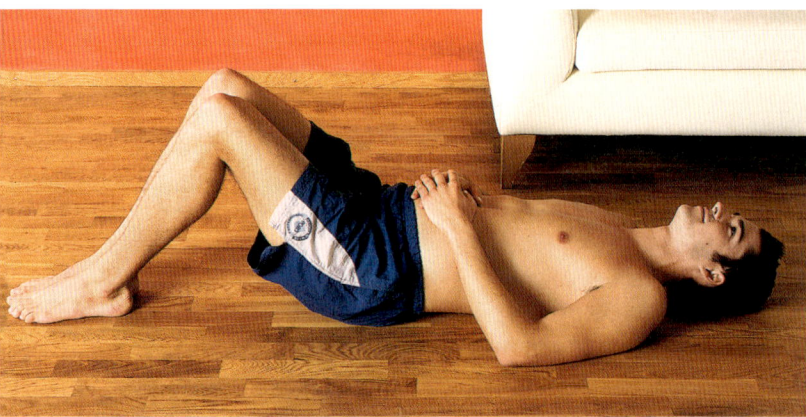

keit aller Organe. Die andere Funktion dieser Übung ist die Korrektur falscher Bauchbewegungen beim Atmen.

Wir können beobachten, dass Kinder ihre Bäuche noch richtig bewegen, während die meisten Erwachsenen es falsch machen. Der Bauch *muss* während des Einatmens expandiert und bei der Ausatmung zurückgezogen werden. Das Fehlverhalten der allgemeinen Bevölkerung führt zwangsweise zu den unterschiedlichsten Krankheitsbildern.

➤ Ausführung

Legen Sie sich rücklings auf den Boden, das Gesicht nach oben gerichtet. Beugen Sie die Knie, bis die Fersen nahe ans Becken heranreichen. Achten Sie darauf, dass sich während des Einatmens der Brustkorb nicht hebt. Legen Sie eine Hand auf den Bauch und die andere am Körper entlang auf den Boden. Halten Sie den Unterleib ganz entspannt. Nun atmen Sie sehr langsam ein, dabei erlauben Sie dem Unterleib, sich gleichzeitig zu heben. Keine Retention. Atmen Sie aus und lassen Sie den Unterleib entsprechend langsam einsinken. Ein- und Ausatmungszeit müssen sich gleichen. Wiederholen Sie die Übung ohne Pause 15–20-mal.

➤ Nutzen und Wirkung

Dieses *Pranayama* hat eine gute Wirkung auf das Gemüt und die Emotionen. Alle Unterleibsorgane werden kräftig massiert. Die Muskulatur des Zwerch-

fells wird gestärkt. Die Übung beseitigt alle Arten von Magenbeschwerden und bewirkt eine vollständige Ausscheidung des Stuhlgangs.

Asthmakranke, Diabetiker und Personen, die unter zu hohem Blutdruck leiden, können durch das Praktizieren dieser Übung große Erleichterung finden.

➤ Achtung

Menschen mit zu niedrigem Blutdruck dürfen dieses *Pranayama* nicht in liegender, sondern nur in stehender Haltung ausführen.

 Suspension des Atems
67 *Sunyak Pranayama 4*

Nur wenn Ihre Atemmechanik durch eine ausreichende Praxis von *Pranayama 1 bis 3* gestärkt ist, dürfen Sie diese Atemübung ausführen. Sie verlangt Ihre höchste Aufmerksamkeit. Die Mühe lohnt sich, denn die Heilwirkungen von *Sunyak Pranayama* sind zahlreich.

➤ Ausführung

Führen Sie diese *Pranayama*-Übung nur morgens und auf nüchternen Magen aus. Stellen Sie sich aufrecht hin, stemmen Sie beide Arme in die Hüften, atmen Sie in 4 Sekunden tief und bis zur vollen Lungenkapazität ein.

Dann atmen Sie in 4 Sekunden vollständig aus, wobei Sie sich etwas nach vorn beugen und die ganze Bauchmuskulatur nach innen zur Wirbelsäule hin pressen.

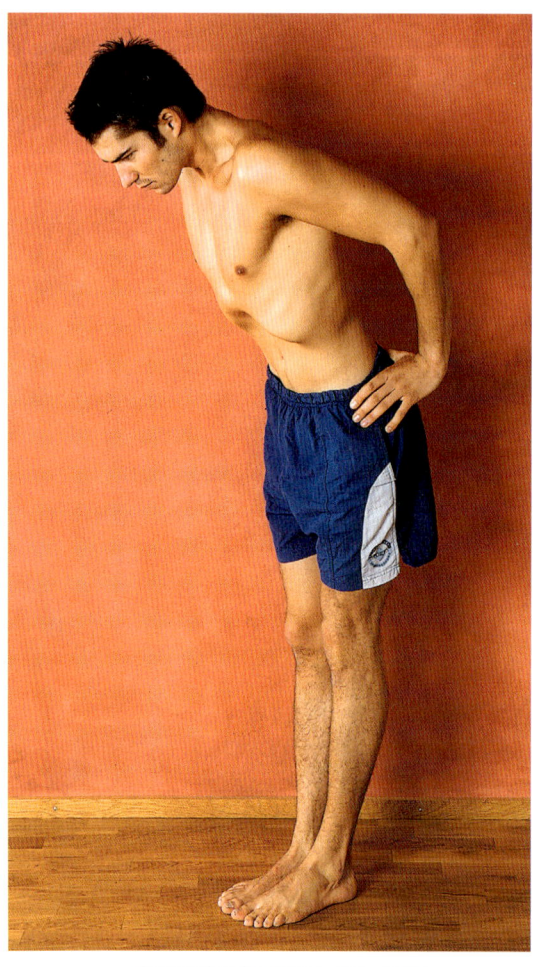

Suspension des Atems · *Sunyak Pranayama* 4

suchen, Druck nach oben zu geben. Sie sollten in dieser Haltung für 8 Sekunden ohne einzuatmen verbleiben, sich nicht verkrampfen und doch gleichzeitig mit aller Ihnen zur Verfügung stehenden mentalen und körperlichen Kraft den Druck nach oben ausführen.

Nun lockern Sie Ihre Muskulatur und atmen tief und gleichmäßig bis zur vollen Lungenkapazität ein. Sie stehen jetzt wieder völlig aufrecht. Atmen Sie für eine $1/2$ Minute völlig normal. Dann können Sie diese Übung maximal 2-mal wiederholen.

Die Ein- und Ausatmung ist hier viel weniger wichtig als die volle Konzentration auf das Leeren des Atems. Der beeindruckende Unterschied zwischen völliger Anspannung, Druck nach oben und hin zur Wirbelsäule sowie dem gänzlichen Entspannen beim Einatmen ist extrem. Das Wahrnehmen dieser Polarität ist ein wichtiger Teil dieser Übung.

➤ Nutzen und Heilwirkung

Durch die extreme Kompression des Unterleibs werden alle Bauchorgane sowie die Blutzirkulation aktiviert.

Sunyak Pranayama erhöht die Sekretion der Magendrüsen und fördert die Kundalini-Kraft. Zudem wird alles überflüssige Fett am Unterleib sehr rasch beseitigt.

➤ Achtung

Folgende Personen dürfen diese Haltung nicht ausführen: Herzkranke, Schwangere sowie Kinder unter 12 Jahren.

Gleichzeitig drücken Sie die Muskulatur zwischen Genitalien und Anus senkrecht nach oben. Das können Sie anfangs vielleicht nicht gut spüren. Wichtig ist aber, dass Sie sich dies vorstellen und ver-

(68) Retention des Atems
Kumbhak Pranayama 5

In *Ujjain Pranayama* (64) haben wir die Gleichstellung der Ein- und Ausatmung gelernt, in *Sunyak Pranayama* (67) die Suspension des Atems. Jetzt wollen wir die Retention (Zurückbehalten) des Atems üben. Nach dieser Lektion werden Sie alle vier Aspekte der Atmung beherrschen.

➤ Ausführung
Nehmen Sie eine meditative Haltung ein. Üben Sie *Pranayama* 1 bis 4. Ruhen Sie sich danach ein wenig aus. Atmen Sie für 5 Sekunden gleichmäßig ein. Halten Sie nun den Atem für mindestens 10 Sekunden an. Dann atmen Sie etwas schneller aus.
Wiederholen Sie dieses *Pranayama* anfangs nur 5-mal.
Versuchen Sie vorsichtig, die Einatmung auf 10 Sekunden und die Retention auf 20 Sekunden zu erhöhen. Halten Sie die Augen geschlossen, wenn Sie wollen, und konzentrieren Sie sich völlig auf die Retention.

➤ Nutzen und Heilwirkung
Der hygienische Effekt der bewussten Retention und damit des Atems nach kräftiger Einatmung in Verbindung mit einer perfekten Kontrolle des Unterleibes ist enorm. Die erhöhte Kompression in den Lungenbläschen stimuliert den Sauerstoffaustausch. Ebenfalls reini-

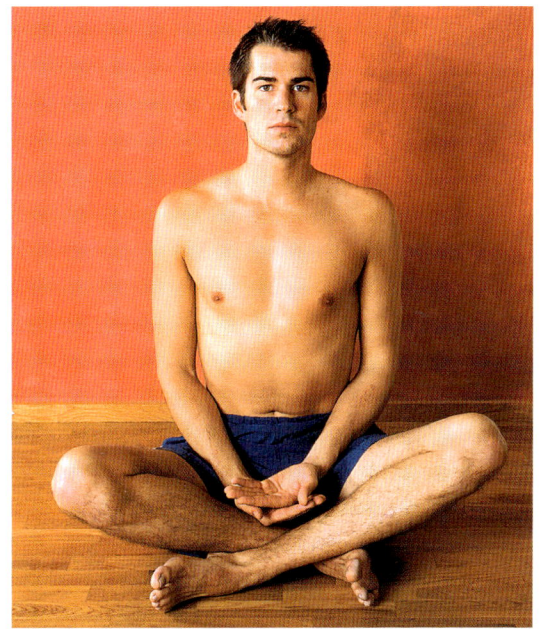

Retention des Atems · *Kumbhak Pranayama 5*

gend wirkt sich der erhöhte Druck in den Atemwegen, im Thorax und im Hals aus. Husten und andere Erkrankungen der Atempassagen werden auf diese Weise wirksam bekämpft. Asthmakranke können somit großen Nutzen aus dieser Übung ziehen.
Kumbhak Pranayama kühlt und besänftigt jedes aufgebrachte Gemüt.

Diese fünf *Pranayama*-Übungen genügen vollständig, um die gewünschte Verbesserung des Atemsystems herbeizuführen.

Yoga-Hygiene

Die alten Yogis wussten sehr wohl von den Einflüssen der Körperhygiene auf die erfolgreiche Ausführung ihres Yoga-Praktikums. So entwickelten sie ein System, das den Körper reinigt und gegen Krankheiten immunisiert. Dieses System besteht aus den folgenden »Satkarma« (*Sat* = sechs, *Karma* = Methoden):

1. **Dhauti:** Säuberung der Zähne, Zunge, Ohren, des Halses, der Speiseröhre etc.
2. **Basti:** Säuberung des Dickdarms mittels Luft oder Wasser (Klistier).
3. **Neti:** Säuberung der Nase.
4. **Trataka:** Augentraining.
5. **Nauli** oder **Laulika:** Schnelle Kreisbewegung des Unterleibes.
6. **Kapala Bhati:** Beseitigung von Schleim.

Einige dieser Praktiken sind auch für uns moderne Menschen sehr nützlich und zugleich leicht auszuführen.

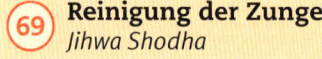

(69) **Reinigung der Zunge**
Jihwa Shodha

Die allgemein übliche Mundpflege, d. h. Zähneputzen und anschließendes Spülen mit Mundwasser, genügt nicht, selbst wenn dabei modernste Reinigungsmittel verwendet werden. Viele Bakterien werden dadurch zwar abge-

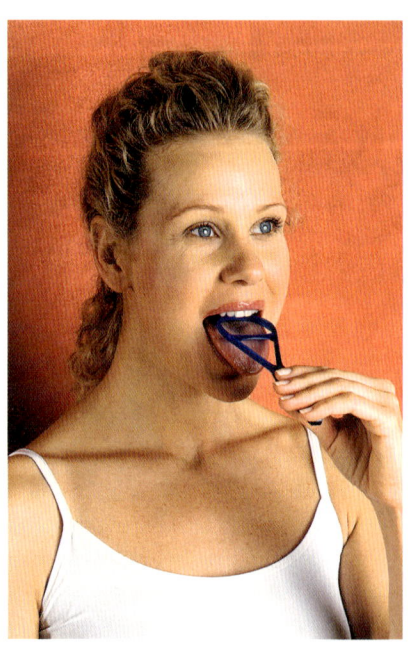

Reinigung der Zunge · *Jihwa Shodha*

tötet, die Bakterienherde und tote Bakterien verbleiben jedoch in der Mundhöhle. *Jihwa Shoda* ist eine simple, aber gründliche Reinigungsmethode. Sie benötigen dazu lediglich einen Zungenschaber und ihre Finger.

Meistens verbleibt noch ein guter Teil des Schmutzes und Schleimes an der Wurzel der Zunge, die wir mit dem Zungenschaber nicht erreichen können. Wenn wir nun die drei mittleren Finger unserer Hand ganz nach hinten in den Mund stecken, können wir diesen Bereich erreichen und durch sanftes Hin- und Herreiben reinigen.

Spülen Sie noch einmal den Mund. Zu Anfang werden Sie höchstwahrscheinlich einen Brechreiz verspüren. Lassen Sie sich dadurch aber nicht irritieren; da Sie diese Reinigung nur morgens nach dem Aufstehen vornehmen, ist Ihr Magen leer. Sie werden sich wundern, wie viel Schmutz und Schleim da zutage kommt und wie sauber Sie sich nach *Jihwa Shodha* fühlen.

➤ **Ausführung**

Putzen Sie sich gründlich die Zähne. Spülen Sie den Mund mit Wasser. Nehmen Sie den Zungenschaber und schaben Sie damit von hinten nach vorn den Belag von der Zunge. Spülen Sie danach den Mund mit Wasser.

➤ **Nutzen und Heilwirkung**

Die Mundhöhle ist nach dem Rektum der schmutzigste Teil des Körpers, deren Reinhaltung uns viele infektiöse Erkrankungen erspart. Durch die Beseitigung der Bakterienherde garantiert diese einfache Methode gesundes Zahnfleisch und gesunde Zähne.

(70) **Nasenspülung**
Jalneti

Die Yoga-Wissenschaft erklärt, dass sich im menschlichen Körper 72 000 Nerven befinden. Davon kontrollieren drei, nämlich *Ida, Pingala* und *Sushuma,* alle anderen. Der *Ida*-Nerv befindet sich im linken Nasenloch, der *Pingala* im rechten und *Sushuma* im Rückgrat. In den meisten Krankheitsfällen können wir beobachten, dass irgendetwas mit einem dieser drei Nerven nicht in Ordnung ist. *Jalneti* (Wasserschnupfen) reinigt die Nasenlöcher und Nasenhöhle gründlich und garantiert die Funktion der zwei wichtigsten Nerven.

➤ **Ausführung**

Nehmen Sie ein Glas klares, sauberes Wasser und fügen Sie $1/2$ Teelöffel Salz hinzu. (Es empfiehlt sich, das Wasser

Nasenspülung · *Jalneti*

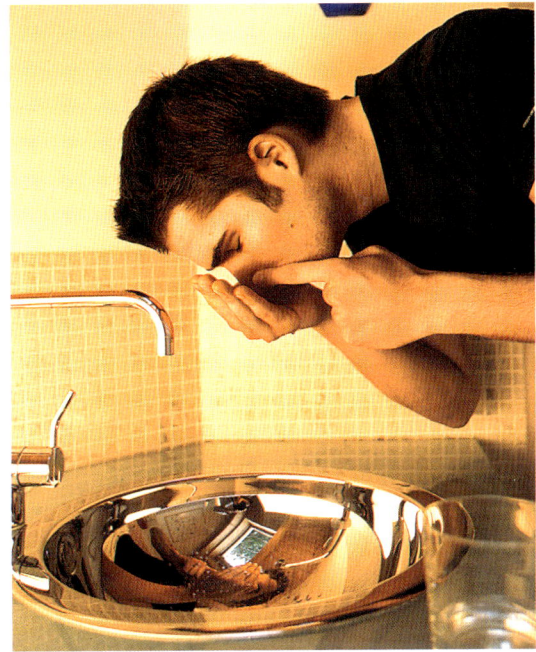

vor Gebrauch zu sieden und anschlie-
ßend abkühlen zu lassen.)
Waschen Sie Ihre Hände gründlich mit
Wasser, aber ohne Seife.
Gießen Sie einen Teil des vorbereiteten
Wassers in die rechte, hohle Hand-
fläche. Schließen Sie das linke Nasen-
loch mit dem linken Zeigefinger, saugen
Sie das Wasser durch das rechte Nasen-
loch gleichmäßig ein und spucken Sie
es durch den Mund aus. Führen Sie den
gleichen Vorgang mit dem linken Nasen-
loch aus.
Schneuzen Sie anschließend beide
Nasenlöcher gleichzeitig aus, bis kein
Schmutz mehr austritt.
Tun Sie dies nur zweimal pro Nasenloch
und höchstens alle zwei Tage am frühen
Morgen.

➤ **Nutzen und Heilwirkung**
Dieser Vorgang kann von jedem praktiziert werden. Das Salz verhindert das
beißende Gefühl, das wir kennen, wenn
uns Wasser in die Nase gerät. Die Übung
reinigt und desinfiziert die Nasenpassa-
gen, beseitigt Erkältungen und beruhigt
das Nervensystem.

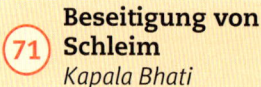

71 **Beseitigung von
Schleim**
Kapala Bhati

Da wir mit Wasser viele Stellen der
Atemwege nicht reinigen können, entwickelten die Yogis eine weitere Methode, die mit Hilfe eines starken Luftzuges
jeden Winkel erreicht.

➤ **Ausführung (ohne Abb.)**
Stehen Sie aufrecht und entspannen Sie
alle Körperglieder. Atmen Sie so schnell
wie möglich durch beide Nasenlöcher
ein und aus, ohne zu pausieren. Der
Brustkorb sollte sich während dieser
Übung nicht bewegen. Üben Sie nicht
länger als 20–30 Sekunden.
Halten Sie für den austretenden Schleim
ein Taschentuch bereit.

➤ **Nutzen und Heilwirkung**
Alle Atemwege werden gereinigt. Die
Übung beseitigt Kopfschmerzen und
Schwindelgefühle. Die Gesichtshaut
wird gereinigt und wirkt strahlend.
Die Blutzirkulation vor allem im Kopf
nimmt zu.

72 **Augentraining**
Trataka

Die Augen sind wohl die wichtigsten Sin-
nesorgane des Menschen. Als solche
benötigen sie Aufmerksamkeit und Pfle-
ge. Die Yogis messen ihnen sogar noch
mehr Bedeutung bei, nämlich als Instrumente, um die Sinne und den Geist zu
kontrollieren. *Trataka* kann folgender-
maßen aufgeteilt werden:

❚ Übungen gegen Weit- und Kurzsichtigkeit,

❚ Säuberung der Augen.

➤ **Ausführung**

Gegen die **Weitsichtigkeit** trainieren Sie, indem Sie frühmorgens in die aufgehende Sonne starren, bis Ihnen die Tränen aus den Augen schießen. Sobald Sie die Sonnenstrahlen zu stark fühlen, schließen Sie die Augen, bedecken die Augenhöhlen mit den Handflächen und entspannen sich.

Der **Kurzsichtigkeit** können Sie entgegenwirken, indem Sie den Daumen einer Hand ungefähr 25 Zentimeter vor Ihr Gesicht halten und diesen fest anstarren, ohne mit den Wimpern zu zucken. Am besten setzen Sie sich aufrecht im *Sukhasana* (Schneidersitz, 1), *Vajrasana* (Festhaltung, 2) oder *Padmasana* (Lotussitz, 3). Dann bewegen Sie den Daumen langsam zur Seite, bis er die rechte Schulter berührt. Schließen Sie die Augen und entspannen Sie sich für einige Zeit. Nun wiederholen Sie die Übung, indem Sie den Daumen bis zur linken Schulter bewegen.

Die Augen sollten Sie frühmorgens waschen, indem Sie kaltes, sauberes Wasser in die Handfläche nehmen und dieses sanft in die offenen Augen spritzen. Seien Sie vorsichtig, dass Sie sich nicht mit den Fingernägeln verletzen.

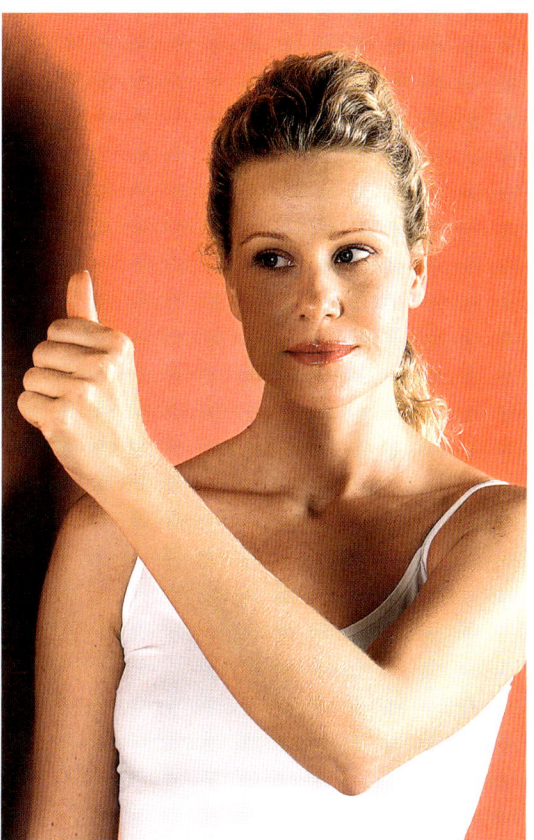

Augentraining · *Trataka*

➤ **Nutzen und Heilwirkung**

Diese einfachen Übungen garantieren Ihnen gesunde Augen. Selbst Brillenträger können durch regelmäßiges Praktizieren auf diese Weise ihre Sehschwäche korrigieren.

Gleichzeitig wird das Nervensystem gestärkt, was die Konzentrationsfähigkeit um ein Vielfaches erhöhen kann.

Einen weiteren wichtigen Aspekt der Yoga-Hygiene bildet die Yoga-Diät. Ihr ist folgendes Kapitel gewidmet.

Yoga-Diät

Die Natur selbst hat einen riesigen Vorsprung in der Gestaltung und Perfektion ihres Appetitmechanismus gegenüber den Ernährungswissenschaften mit ihren Kalorientabellen.

Sie wissen ja bereits, dass Yoga eine wichtige Rolle darin spielt, Gehirn und Nervensystem fit und effizient zu erhalten. Wahrscheinlich erwarten Sie nun, dass ich unter diesem Thema zuerst über den Magen spreche und nicht über das Gehirn. Es sind jedoch die regulierenden Zentren des Gehirns, welche Ihre Nahrungsaufnahme kontrollieren. Sicherlich kennen Sie alle die üblichen Kalorientabellen für weibliche und männliche Altersgruppen mit entsprechenden Angaben über Protein-, Kohlenhydrat- und Fettgehalt der verschiedenen Lebensmittel. Leider sind sie nur sehr beschränkt brauchbar und können ohne Gefahr durch den erstaunlich genauen Maßstab des eigenen Instinkts und Appetits ersetzt werden.

Diese Tabellen sind deshalb so ungenau, weil sie die Gemütsverfassung des individuellen Menschen nicht in Betracht ziehen. Ein zorniger oder verzweifelter Mensch fühlt zum Beispiel keinen Appetit, und wenn er unwillig auch nur eine Kleinigkeit isst, so liegt ihm das weit schwerer im Magen als jemandem, der in fröhlicher Gesellschaft eine doppelte Portion zu sich genommen hat.

Im Yoga dagegen wird dem individuellen Bedürfnis jedes Einzelnen mehr Bedeutung beigemessen. Die Reaktionen auf bestimmte Lebensmittel, die Begleitumstände wie Umgebung, Gesellschaft, Atmosphäre, Nährstoffverwertung etc. sind individuell verschieden. Deshalb soll Ihr eigener »Appetitinstinkt« Vorrang haben gegenüber starren Kalorientabellen. Die wesentliche Substanz von Yoga ist ja seine **Unabhängigkeit von mechanischen Hilfsmitteln.** Der Nutzen für Körper und Geist wird ausschließlich durch Auswertung der eigenen inneren Qualitäten erreicht. Hierin liegt das Hauptverdienst des Yoga.

Über Jahrhunderte hinweg war Yoga immer sehr eng an den Lakto-Vegetarismus gebunden mit spezieller Betonung auf eine nichtstimulierende Diät. Diejenigen unter Ihnen, die eine laktovegetarische Diät einhalten können, werden diese reich an Proteinen (Milch, Käse, Joghurt, Nüsse, Sojabohnen, Hülsenfrüchte und viele Gemüse), Kohlenhydraten (Getreide, Kartoffeln) und Fetten (Butter und Öle) finden.

Wenn Sie eine solche Diät nicht befolgen können, sollten Sie so weit als möglich den Fleischkonsum während des Yoga-Praktikums reduzieren. Auf diese Weise werden Sie in der Lage sein, den maximalen Nutzen aus Ihren Bemühungen zu schöpfen.

Die Meinung, dass eine vegetarische Ernährung nur Kohlenhydrate und Fette, aber nicht genügend Proteine enthält, ist ein Irrtum. Selbst ohne die Zugabe von Milchprodukten ist vegetarische Nahrung voller Proteine, Vitamine und Mineralstoffe. Verbunden mit Milchprodukten ist eine vegetarische Ernährungsweise nicht nur nahrhaft, sondern fördert die Lebenskraft und Leistungsfähigkeit.

Es ist sehr wichtig, dass Sie sich in einer guten Gemütsverfassung befinden, wenn Sie essen. Angst, Wut, Depressionen etc. hingegen bewirken, dass durch die negative Auswirkung auf Ihren Stoffwechsel die Nahrung in Toxine umgewandelt wird.

Um eine korrekte Geisteseinstellung zu erwirken, opfern die Yogis ihr Mahl mit Mantren und »Achanam« (Reinigungszeremonie) zu Gott, ähnlich unseren abendländischen Tischgebeten.

Hier einige Richtlinien für die tägliche Nahrungsaufnahme:

Nach dem Aufstehen

Sie können Ihre tägliche Routine nach Belieben mit einem der folgenden Getränke beginnen:

❚ 1 Glas heißes Wasser mit 1 Teelöffel frisch gepressten Zitronensaft.
❚ 1 Glas heißes Wasser mit 1 Teelöffel frisch gepressten Zitronensaft und 1 Teelöffel Honig.
❚ 1 Glas Orangen- oder Grapefruitsaft (nicht aus dem Kühlschrank).
❚ 1 Glas heißes oder normal temperiertes Wasser.

Frühstück

❚ Getreideflocken Ihrer Wahl und Zubereitung (hier gibt es viele Variationsmöglichkeiten).
❚ Vollkornbrot, Butter, Honig oder Marmelade.
❚ Frische Früchte.
❚ Milch, Buttermilch oder Joghurt.
❚ Wenn möglich, kein Kaffee oder Tee, sondern Kräutertees.

Mittags und Abends

❚ Suppe (Erbsen, Linsen, Mehl, Grieß, Gemüse).
❚ Getreide (Vollkornbrot, Reis, Polenta [Maisgericht], Teigwaren etc.).
❚ Gemüse wie Blattspinat, Blumenkohl, Bohnen etc., zubereitet mit etwas Butter und Gewürzen.
❚ Gebackene Kartoffeln.
❚ Frischkäse.
❚ Salat aus rohem Gemüse.
❚ Leichter Pudding, Fruchtsalat, Milchspeisen, frische Früchte und Nüsse.
❚ 1 Glas heiße Milch oder Buttermilch.

Zwischenmahlzeiten

❚ Gemüse oder Käsesandwiches.
❚ Biskuits oder Kuchen.
❚ Kräutertees.

Beenden Sie Ihre Mahlzeit stets beim ersten Völlegefühl. Naturbelassene alkoholische Getränke fördern die Gesundheit nur, wenn sie in kleinen Mengen mit den Mahlzeiten eingenommen werden.

ÜBUNGS-PROGRAMME

Wie Sie aus den vorangegangenen Kapiteln ersehen konnten, benötigen Sie keine mechanischen Hilfsmittel, um Yoga zu praktizieren. Sie haben also keinerlei Ausgaben für teure Ausrüstung, Kleidung, Transport etc. Nachfolgend finden Sie einige Hinweise, die Sie zur erfolgreichen Ausübung von Yoga beachten sollten:

Zeit

Die beste Zeit für Yoga ist bei Sonnenaufgang, wenn die Luft mehr Sauerstoff enthält und der Staubanteil minimal ist. Nachts hingegen erhöhen sich der Staubanteil und der Kohlendioxydgehalt erheblich. Dies wirkt sich besonders ungünstig aus, wenn Sie *Pranayama* üben. Sie können Yoga aber auch am frühen Abend, nach Ihrer Arbeitszeit, praktizieren.
Sind schwere Übungen zu erlernen, so gelingen diese besser gegen Abend vor dem Abendessen, weil abends der Körper gelenkiger ist als morgens.

Ort

Lärm wirkt sich ungünstig auf Ihre Yoga-Übungen aus, weil Sie so in Ihrer Konzentration gestört werden. Am besten ist ein luftiger und ruhiger Ort, an dem Sie ganz ungestört sind. Vermeiden Sie künstliche Beleuchtung soweit wie möglich. Grelle Farben oder ein üppiges Dekor können Sie in Ihrer Konzentration ebenfalls hindern. Die Unterlage darf nicht zu weich sein; am besten eignet sich eine gefaltete Wolldecke, ein dünner Teppich oder eine Schilfmatte.

Essen

Warten Sie 2–3 Stunden nach einer Mahlzeit, bevor Sie Ihr Übungsprogramm durchführen.

Hygiene

Leeren Sie Blase und Darm vor Übungsbeginn. Falls Sie unter Verstopfung oder Blähungen leiden, trinken Sie 5 Minuten zuvor ein Glas lauwarmes Wasser.
Sie können ein warmes oder kaltes Bad vor dem Üben, aber nur ein warmes danach nehmen.

Kleidung

Kleiden Sie sich so leicht wie möglich. Die Körperbewegungen sollten auf keinen Fall durch Ihre Kleidung behindert werden. Gürtel, Socken, Brillen, Uhren, Haarspangen etc. sollen beiseite gelegt werden. Lassen Sie die Poren Ihrer Haut frei atmen.

Achtung

Unter bestimmten Umständen sollte kein Yoga praktiziert werden, oder einige Übungen sind wegzulassen. Bitte beachten Sie deshalb diesbezügliche Anmerkungen bei den jeweiligen Asanas. Schwangere Frauen und Personen mit

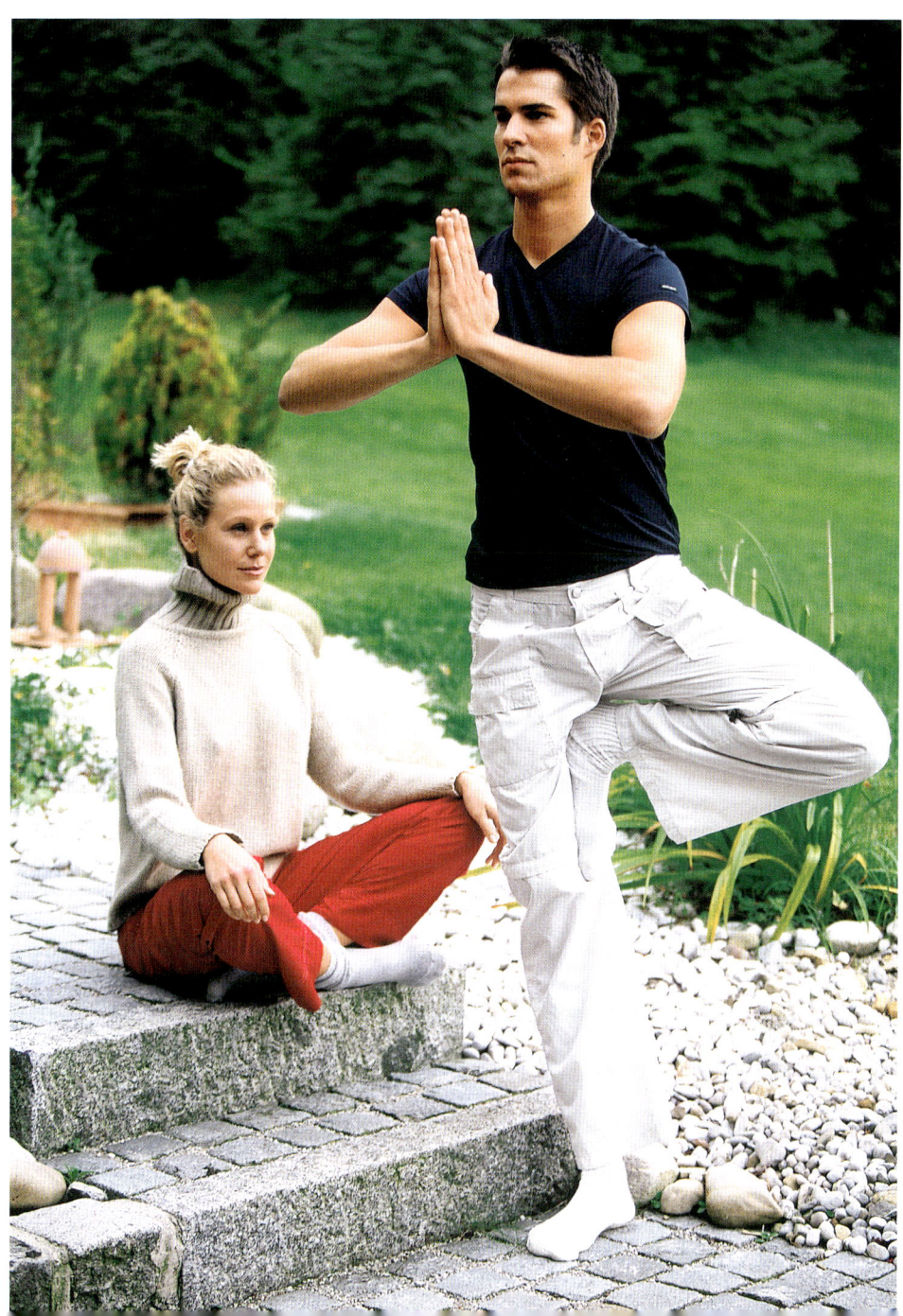

akuten Leiden sollten zuerst ihren Arzt konsultieren, bevor sie Yoga-Übungen machen.

Wenn Sie sich nach dem Übungsprogramm erschöpft fühlen, bedeutet dies, dass Sie die Übungen nicht korrekt ausgeführt haben. Ist eine Haltung mit körperlichen Schmerzen verbunden, muss sie sofort unterbrochen und nach einer Entspannungsperiode erneut versucht werden.

Setzen Sie für einen Tag in der Woche mit den Übungen aus. Frauen sollten während der Menstruation nur meditative Übungen machen.

Aufbau eines Übungsprogrammes

1. Meditative Asanas

Jedes Programm beginnt mit einem meditativen Asana. Damit lassen Sie die Probleme des Alltags hinter sich und können dann Ihr Trainingsprogramm mit ungeteilter Aufmerksamkeit durchführen. Diese Methode empfiehlt sich auch für Leistungssportler, die vor einer wichtigen Prüfung Nervosität, Lampenfieber, Angst vor einer Niederlage etc. beseitigen und ihre Konzentrations- und Leistungsfähigkeit steigern wollen.

2. Asanas für die Körperglieder

Die Asanas für die Extremitäten lockern und stärken Ihre Körperglieder, die Gelenke, Bänder und Muskeln.

3. Meditative Asanas

Die nachfolgende meditative Haltung gibt Ihnen die Möglichkeit, sich kurz auszuruhen und die Psyche zu entspannen.

4. Asanas für die Wirbelsäule

Diese Gruppe trainiert den wichtigsten Teil unseres Körpers. Einer Übung des Nach-vorn-Beugens des Rückgrats muss unbedingt eine andere, gegenseitige folgen; einer seitlichen Beugung nach rechts folgt die gleiche Beugung nach links, einer Drehung nach rechts folgt eine Drehung in die linke Richtung usw.

5. Asanas zur Kompression des Unterleibes
Asanas zur Umkehrung der Blutzirkulation

Führen Sie danach jeweils ein Asana dieser Gruppen aus.

6. Pranayama

Nun sind Ihr Körper und Ihr Geist genügend vorbereitet, um die Atemübungen optimal ausführen zu können.

7. Entspannungsübungen

Zum Schluss des Übungsprogrammes und sozusagen als Übergangsphase zu Ihrer normalen Tätigkeit folgt eine Entspannungsübung, welche den Effekt unseres Yoga-Praktikums in jede Zelle des Körpers einwirken lässt.

Damit ergibt sich ein Übungsprogramm von ca. 45–50 Minuten.

Für alle Übungsprogramme gelten folgende Abkürzungen:

l = links   r = rechts   **Atmung:** E = Einatmen
h = hinten   v = vorn   A = Ausatmen
                                                 R = Retention
Dauer: Min. = Minuten   S = Suspension
              Sek. = Sekunden   P = Pausen

Aufbau eines Übungsprogrammes

| 5 Minuten | ➤ | **Meditative Asanas** |

| 10 Minuten | ➤ | **Asanas für die Körperglieder** |

| 5 Minuten | ➤ | **Meditative Asanas** |

| 15 Minuten | ➤ | **Asanas für die Wirbelsäule** |

| 5 Minuten | ➤ | **Asanas zur Kompression des Unterleibes** **Asanas zur Umkehrung der Blutzirkulation** |

| 5 Minuten | ➤ | **Pranayama** |

| 5 Minuten | ➤ | **Entspannungsübungen** |

Programm 1

1	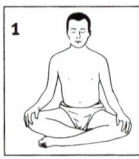	**Schneidersitz** *Dauer:* 5 Min. *Atmung:* normal
22	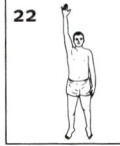	**Palmenhaltung 1** *Dauer:* 5 × l, 5 × r *Atmung:* normal
23	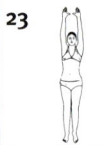	**Palmenhaltung 2** *Dauer:* 10 × *Atmung:* normal
24	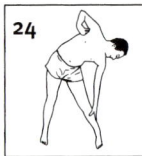	**Dreieckspose 1** *Dauer:* 5 × l, 5 × r *Atmung:* normal
2	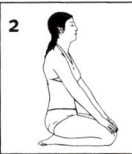	**Festhaltung** *Dauer:* 5 Min. *Atmung:* normal
27	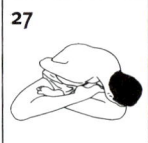	**»Symbol der Ganzheit«** 1 *Dauer:* 5 × l, 5 × r *Atmung:* E 3, A 3, S 6, E 3
30	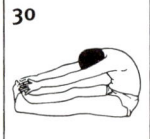	**Kreuzbiegungs-haltung** 1 *Dauer:* 10 × *Atmung:* E 3, A 3, S 6, E 3

38	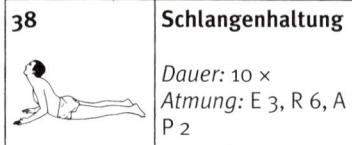	**Schlangenhaltung** *Dauer:* 10 × *Atmung:* E 3, R 6, A 3, P 2
48	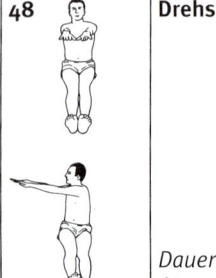	**Drehsitz 1** *Dauer:* 5 × l, 5 × r *Atmung:* E 3, A 3
51		**Einbeinige Anti-meteorismus-Haltung** *Dauer:* 5 × l, 5 × r *Atmung:* E 2, A 2, S 4, E 4
64		**Gleichschaltung von Ein- und Ausatmung** *Dauer:* 15–20 ×
61	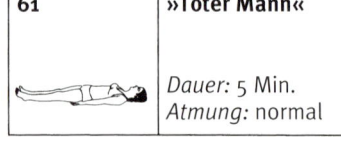	**»Toter Mann«** *Dauer:* 5 Min. *Atmung:* normal

Programm 2

2 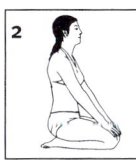	**Festhaltung** *Dauer:* 5 Min. *Atmung:* normal
26 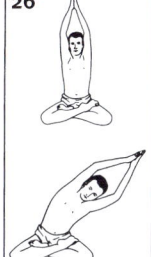	**Berghaltung** *Dauer:* 5 × l, 5 × r *Atmung:* E 3, R 4, A 2
24 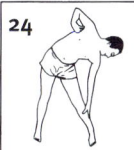	**Dreieckspose 1** *Dauer:* 5 × l, 5 × r *Atmung:* E 2, R 4, A 2
25 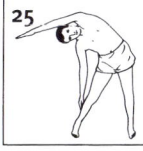	**Dreieckspose 2** *Dauer:* 5 × l, 5 × r *Atmung:* E 2, R 4, A 2
5 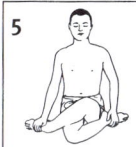	**Stärkungshaltung** *Dauer:* 3 Min. l, 3 Min. r *Atmung:* normal
28 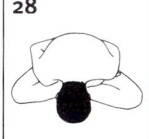	**»Symbol der Ganzheit« 2** *Dauer:* 5 × l, 5 × r, 5 × mitte *Atmung:* E 3, A 3, S 6, E 3

34 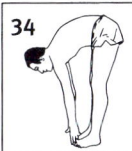	**Stehende Hand-Fuß-Haltung** *Dauer:* 10 × *Atmung:* E 3, A 3, S 6, E 3
40 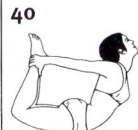	**Bogenhaltung** *Dauer:* 10 × *Atmung:* E 3, R 6, A 3
50 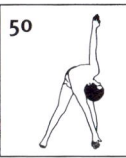	**Dreieckspose 3** *Dauer:* 5 × l, 5 × r *Atmung:* E 3, A 3, S 6, E 3
52 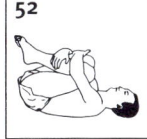	**Vollständige Anti-meteorismus-Haltung** *Dauer:* 10 × *Atmung:* E 2, A 2, S 4, E 2
64	**Gleichschaltung von Ein- und Ausatmung** *Dauer:* 15–20 ×
63 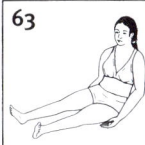	**Innehalten** *Dauer:* 5 Min. *Atmung:* normal

Programm 3

1 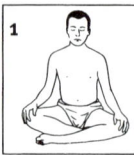	**Schneidersitz** *Dauer:* 5 Min. *Atmung:* normal		36 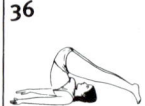	**Pflughaltung** *Dauer:* 10 × *Atmung:* A 3, S 6, E 3
19 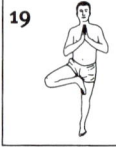	**Einfüßig stehende Haltung** *Dauer:* 2 Min. l, 2 Min. r *Atmung:* normal		46 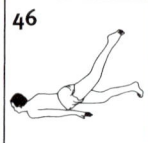	**Heuschrecken-haltung 1** *Dauer:* 5 × l, 5 × r *Atmung:* E 3, A 3, S 6, E 3, P 3
25 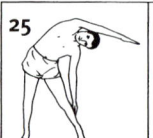	**Dreieckspose 2** *Dauer:* 5 × l, 5 × r *Atmung:* E 2, R 4, A 2		59 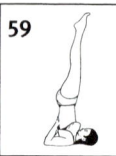	**Umgekehrte Haltung** *Dauer:* 2 Min. in Hal- tung, 4 Min. flach aus- gestreckt *Atmung:* normal
14 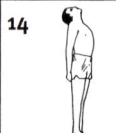	**Halspose** *Dauer:* 3 × l, r, h, v *Atmung:* E 2, R 4, A 2		64	**Gleichschaltung von Ein- und Ausatmung** *Dauer:* 15–20 ×
6 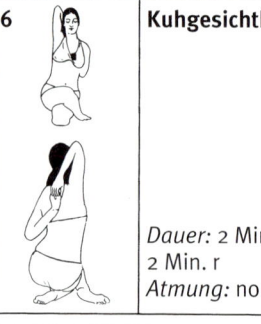	**Kuhgesichthaltung** *Dauer:* 2 Min. l, 2 Min. r *Atmung:* normal		65 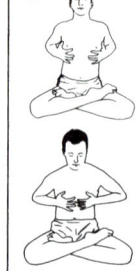	**Rippenatmung** *Dauer:* 12–15 ×
29 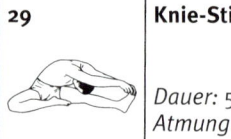	**Knie-Stirn-Haltung** *Dauer:* 5 × l, 5 × r *Atmung:* E 3, A 3, S 6		62 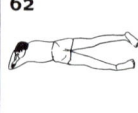	**Krokodilhaltung** *Dauer:* 5 Min. *Atmung:* normal

Programm 4

5	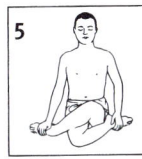	**Stärkungshaltung** *Dauer:* 3 Min. l, 3 Min. r *Atmung:* normal
21	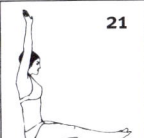	**Gehobene-Hände-Haltung** *Dauer:* 10 × *Atmung:* normal
26	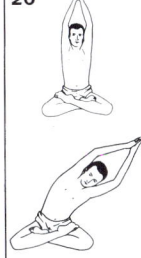	**Berghaltung** *Dauer:* 5 × l, 5 × r *Atmung:* E 3, R 4, A 2
18	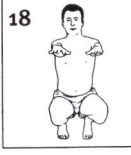	**Kniebeugehaltung** *Dauer:* 10 × *Atmung:* E 2, R 4, A 2, S 4
2	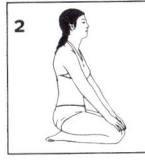	**Festhaltung** *Dauer:* 5 Min. *Atmung:* normal
32	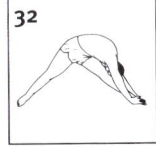	**Gespreizte Knie-Stirn-Haltung** *Dauer:* 5 × l, 5 × r *Atmung:* E 3, A 3, S 6

37	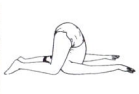	**Ohr-Knie-Haltung** *Dauer:* 2 Min. *Atmung:* normal
39	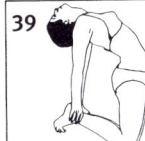	**Kamelpose** *Dauer:* 3 × 30 Sek. *Atmung:* normal
45	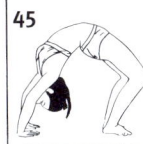	**Radhaltung** *Dauer:* 3 × 15 Sek. *Atmung:* normal
54	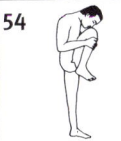	**Nase-Knie-Stellung** *Dauer:* 5 × l, 5 × r *Atmung:* E 3, A 3, S 6
64		**Gleichschaltung von Ein- und Ausatmung** *Dauer:* 15–20 ×
61	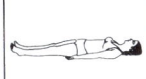	**»Toter Mann«** *Dauer:* 5 Min. *Atmung:* normal

Programm 5

2	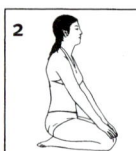	**Festhaltung**

Dauer: 5 Min.
Atmung: normal

22	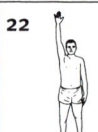	**Palmenhaltung 1**

Dauer: 5 × l, 5 × r
Atmung: E 2, R 4, A 2

9	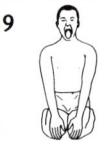	**Löwenhaltung**

Dauer: 3 × 20 Sek.
Atmung: normal

3	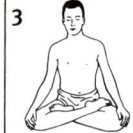	**Lotussitz**

Dauer: 5 Min.
Atmung: normal

31	**Kreuzbiegungs- haltung 2**

 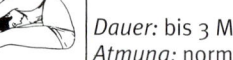

Dauer: bis 3 Min.
Atmung: normal

36	**Pflughaltung**

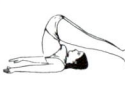

Dauer: bis 3 Min.
Atmung: normal

38	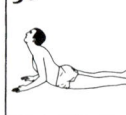	**Schlangenhaltung**

Dauer: 10 ×
Atmung: E 3, R 6, A 3, P 2

47	**Heuschrecken- haltung 2**

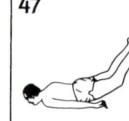

Dauer: 10 ×
Atmung: E 3, A 3, S 6, E 3, P 3

49	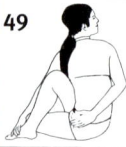	**Drehsitz 2**

Dauer: 3 × l, 3 × r
Atmung: E 3, A 3, S 6

55	**Halbschildkröten- haltung**

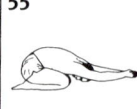

Dauer: 5 × l, 5 × r
Atmung: E 3, A 3, S 6

64	**Gleichschaltung von Ein- und Ausatmung**

Dauer: 15–20 ×

62	**Krokodilhaltung**

Dauer: 5 Min.
Atmung: normal

Programm 6

3	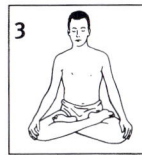	**Lotussitz** *Dauer:* 5 Min. *Atmung:* normal	60	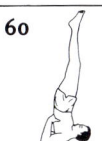	**Kerze** *Dauer:* 2 Min. 4 Min. flach ausge- streckt *Atmung:* normal
10	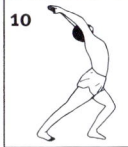	**Tapferkeitshaltung** *Dauer:* 3 × 20 Sek. l + r *Atmung:* normal	64		**Gleichschaltung von Ein- und Ausatmung** *Dauer:* 15–20 ×
20	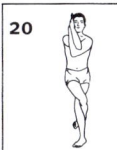	**Adlerhaltung** *Dauer:* 5 × l, 5 × r *Atmung:* A 5, S 5, E 5	65	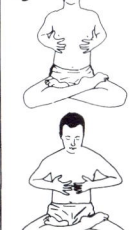	**Rippenatmung**
4	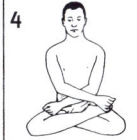	**Leichte Arbeits- haltung** *Dauer:* 5 Min. *Atmung:* normal			*Dauer:* 12–15 ×
33	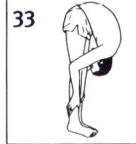	**Hand-Fuß-Haltung** *Dauer:* 5 × *Atmung:* E 2, A 2, S 4	66	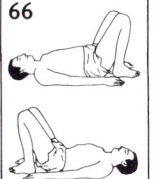	**Zwerchfellatmung** *Dauer:* 12–15 ×
35	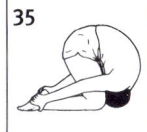	**Kaninchenhaltung** *Dauer:* 2 Min. *Atmung:* E 3, A 3, normal	61	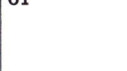	**»Toter Mann«** *Dauer:* 5 Min. *Atmung:* normal
41	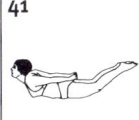	**Kanupose** *Dauer:* 5 × *Atmung:* E 3, R 6, A 3			

Programm 7

2 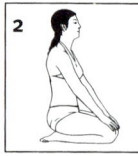	**Festhaltung** *Dauer:* 5 Min. *Atmung:* normal	36 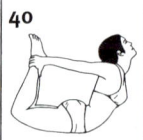	**Pflughaltung** *Dauer:* 3 Min. *Atmung:* normal
11 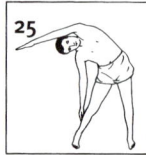	**Standwaage** *Dauer:* 5 × l, 5 × r *Atmung:* normal	40 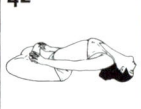	**Bogenhaltung** *Dauer:* 10 × *Atmung:* E 3, R 6, A 3
25 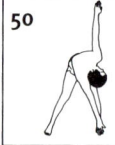	**Dreieckspose 2** *Dauer:* 5 × l, 5 × r *Atmung:* E 2, R 4, A 2	42 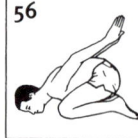	**Fischhaltung 1** *Dauer:* 5 × *Atmung:* E 3, R 6, A 3
50 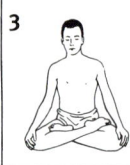	**Dreieckspose 3** *Dauer:* 5 × l, 5 × r *Atmung:* E 3, A 3, S 6, E 3	56 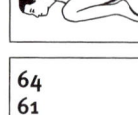	**Hirschpose** *Dauer:* 5 × *Atmung:* E 3, A 3, S 6
3 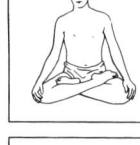	**Lotussitz** *Dauer:* 5 Min. *Atmung:* normal	64 61 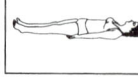	**Gleichschaltung von Ein- und Ausatmung in »Toter Mann«** *Dauer:* 5 Min. *Atmung:* 20 × Ein- und Ausatmung
28	**»Symbol der Ganzheit« 2** *Dauer:* 10 × *Atmung:* E 3, A 3, S 6, E 3	67	**Suspension des Atems** *Dauer:* 5–10 ×

Programm 8

7	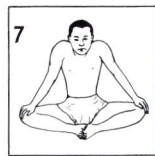	**Prismahaltung** *Dauer:* 5 Min. *Atmung:* normal
12	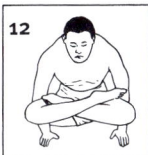	**Erhobener Lotussitz** *Dauer:* 3 × 20 Sek. *Atmung:* normal
17	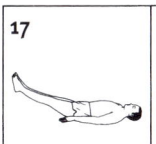	**Liegende Haltung mit erhobenen Beinen** *Dauer:* 10 × *Atmung:* E 3, R 6, A 3
2	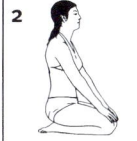	**Festhaltung** *Dauer:* 5 Min. *Atmung:* normal
29	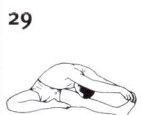	**Knie-Stirn-Haltung** *Dauer:* 5 × l, 5 × r *Atmung:* E 3, A 3, S 6
32	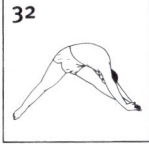	**Gespreizte Knie-Stirn-Haltung** *Dauer:* 5 × l, 5 × r *Atmung:* E 3, A 3, S 6

44	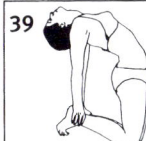	**Liegende Festhaltung** *Dauer:* 2 × 30 Sek. *Atmung:* normal
39	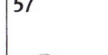	**Kamelpose** *Dauer:* 3 × 30 Sek. *Atmung:* normal
57		**Schwanenhaltung** *Dauer:* 3–4 × *Atmung:* S in Haltung (4–6 Sek.)
49	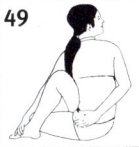	**Drehsitz 2** *Dauer:* 3 × l, 3 × r *Atmung:* E 3, A 3, S 6
64		**Gleichschaltung von Ein- und Ausatmung** *Dauer:* 20 ×
63	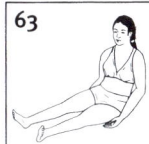	**Innehalten** *Dauer:* 5 Min. *Atmung:* normal

Programm 9

4	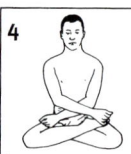	**Leichte Arbeits-haltung** *Dauer:* 5 Min. *Atmung:* normal
10	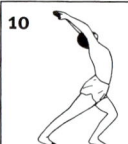	**Tapferkeitshaltung** *Dauer:* 3 × 20 Sek. l + r *Atmung:* normal
13	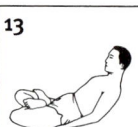	**Waagehaltung** *Dauer:* 5 × 20 Sek. *Atmung:* normal
15	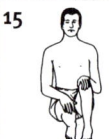	**Heldenpose** *Dauer:* 2 Min. l, 2 Min. r *Atmung:* normal
8	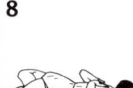	**Haifischhaltung** *Dauer:* 2 Min. *Atmung:* normal
31	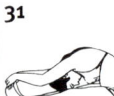	**Kreuzbiegungs-haltung 2** *Dauer:* 3 Min. *Atmung:* normal
37	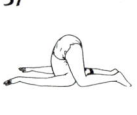	**Ohr-Knie-Haltung** *Dauer:* 2 Min. *Atmung:* normal
43		**Fischhaltung 2** *Dauer:* 2 Min. *Atmung:* normal
53	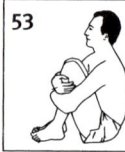	**Sitzende Anti-meteorismus-Haltung** *Dauer:* 5 × *Atmung:* E 3, A 3, S 6
50	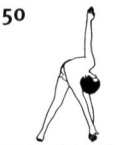	**Dreieckspose 3** *Dauer:* 5 × l, 5 × r *Atmung:* E 3, A 3, S 6
59	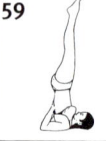	**Umgekehrte Haltung** *Dauer:* jeweils 2 Min. *Atmung:* normal bzw. flach ausgestreckt
65	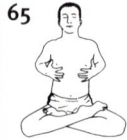	**Rippenatmung** *Dauer:* 15 ×
66	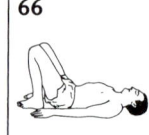	**Zwerchfellatmung** *Dauer:* 15 ×
62	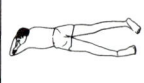	**Krokodilhaltung** *Dauer:* 5 Min. *Atmung:* normal

Programm 10

3	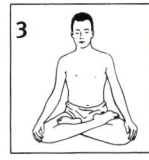	**Lotussitz** *Dauer:* 5 Min. *Atmung:* normal
16	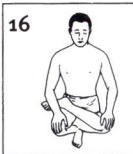	**Zehenhaltung** *Dauer:* 3 × 15 Sek. l + r *Atmung:* normal
12	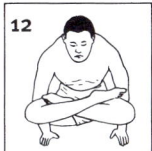	**Erhobener Lotussitz** *Dauer:* 2 × 30 Sek. *Atmung:* normal
20	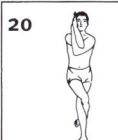	**Adlerhaltung** *Dauer:* 5 × l, 5 × r *Atmung:* A 5, S 5, E 5
7	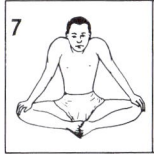	**Prismahaltung** *Dauer:* 5 Min. *Atmung:* normal
29	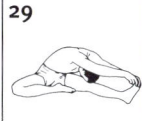	**Knie-Stirn-Haltung** *Dauer:* 5 × l, 5 × r *Atmung:* E 3, A 3, S 6
34	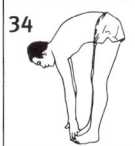	**Stehende Hand-Fuß-Haltung** *Dauer:* 2 Min. *Atmung:* normal
45	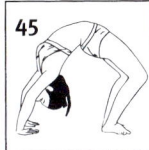	**Radhaltung** *Dauer:* 3 × 15 Sek. *Atmung:* normal
40	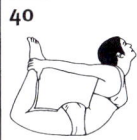	**Bogenhaltung** *Dauer:* 10 × *Atmung:* E 3, R 6, A 3
49	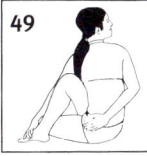	**Drehsitz 2** *Dauer:* 2 Min. l + r *Atmung:* normal
58	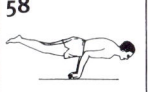	**Pfauenhaltung** *Dauer:* 3–4 × *Atmung:* normal
60	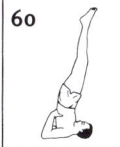	**Kerze** *Dauer:* 2 Min. *Atmung:* normal
67		**Suspension des Atems** *Dauer:* 10 ×
68		**Retention des Atems** *Dauer:* 5 ×
61	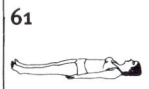	**»Toter Mann«** *Dauer:* 5 Min. *Atmung:* normal

YOGA-THERAPIE

Yoga-Übungen besitzen nicht nur einen gesundheitsfördernden und körperkräftigenden Einfluss, sondern können auch bei Krankheiten angewandt werden. Den meisten Haltungen kommen ganz spezifische Indikationen bei bestimmten Krankheiten zu.

Wann und ob ein Patient Yoga praktizieren soll, hängt weitgehend von der Art und der Intensität seiner Krankheit ab. Ich möchte hier jedoch eine Warnung aussprechen:

Wenden Sie Yoga-Übungen bei Erkrankungen nicht ohne ärztlichen Rat an.

Sicher vermag Yoga viele Krankheiten zu heilen helfen; doch die Behauptung, dass Yoga-Haltungen alle Krankheiten unter der Sonne heile, ist ein reiner Mythos. Der größte Nutzen des Yoga liegt darin, dass es den Körper immun gegen Krankheit macht. Das regelmäßige Praktizieren von Yoga-Haltungen korrigiert und normalisiert alle physiologischen Funktionen unseres menschlichen Körpers. Was immer sich für Schadstoffe im Körper angesammelt haben mögen – sie werden beseitigt. Monatlich ausgeführte medizinische Tests bei Yoga-Übenden zeigen eine deutliche Verbesserung der Blut- und Urinwerte sowie des Stuhlgangs. Blutdruck, Atmungsfunktionen und Puls normalisieren sich bald.

Die nachfolgende Tabelle soll Ihnen eine Übersicht über die Möglichkeiten einer positiven Beeinflussung von Krankheiten durch Yoga geben.

Krankheit	Empfohlene Yoga-Übungen
Anämie	30, 31, 33, 59, 60, 64, 65
Arthritis	2, 18
Asthma	6, 27, 28, 38, 41, 42, 43, 67, 71
Atembeschwerden	6, 26, 27, 28, 30, 36, 64, 66, 70, 71
Augenbeschwerden	34, 50, 59, 60, 72
Bandscheiben-beschwerden	30, 33, 38, 39, 40, 44, 45, 47

Krankheit	Empfohlene Yoga-Übungen
Blähungen	40, 51, 52, 53, 54, 55, 56, 59
Depressionen	2, 5, 10, 15, 27, 28, 64
Diabetes	26, 30, 36, 42, 47, 49, 59
Durchfall	27, 28, 30, 31, 38, 49
Erkältungen	27, 28, 31, 33, 36, 41, 59, 64, 70, 71
Fettleibigkeit	21, 24, 25, 36, 40, 46, 48, 59
Gallenleiden	6, 23, 24, 25, 31, 33, 40, 59
Gastritis	27, 28, 30, 31, 33
Haltungsschäden	1, 3, 18, 23, 34, 42
Hämorrhoiden	7, 16, 39, 40, 42, 45, 46, 47, 59
Herzbeschwerden	1, 3, 61, 64, 65, 66
Herzklopfen	2, 30, 31, 36, 59, 60, 61, 62
Hexenschuss	36, 38, 40, 45, 46, 47, 61
Hoher Blutdruck	1, 2, 3, 36, 61, 62, 63, 64
Ischias	21, 31, 33, 38, 40, 44, 46, 47
Kopfschmerzen	31, 33, 36, 50, 59, 64, 65, 66, 71
Krampfadern	2, 44, 59, 60
Leberleiden	25, 27, 28, 30, 31, 33, 49

Krankheit	Empfohlene Yoga-Übungen
Mangelnde Konzentration	6, 27, 48, 64, 66, 67
Menstruations-beschwerden	2, 7, 30, 31, 42, 43, 44, 50
Müdigkeit	30, 31, 36, 48, 49, 59, 64, 65, 71
Nierenleiden	23, 25, 31, 36, 40, 49, 59, 66
Pickel	9, 24, 25, 26, 71
Plattfüße	2, 15, 16, 18, 44
Prostataleiden	2, 5, 6, 40, 44
Rheuma	30, 31, 36, 46, 47, 48, 49, 59
Rückenschmerzen	22, 23, 24, 25, 26, 27, 28, 59
Schlaflosigkeit	6, 36, 61, 62, 63, 64
Sexuelle Schwäche	5, 6, 7, 41, 43, 59, 60
Tuberkulose	6, 33, 50
Verdauungs-beschwerden	2, 38, 40, 49
Verstopfung	27, 28, 30, 31, 33, 45, 52, 59

ALLE YOGA-ÜBUNGEN AUF EINEN BLICK

Meditative Asanas

Kurative Asanas

Asanas für die Körperglieder

Asanas für die Wirbelsäule

Vertikales Strecken:

Asanas zur Umkehrung der Blutzirkulation

Entspannungsübungen

Pranayama-Übungen

Yoga-Hygiene

Entspannung für Körper und Seele

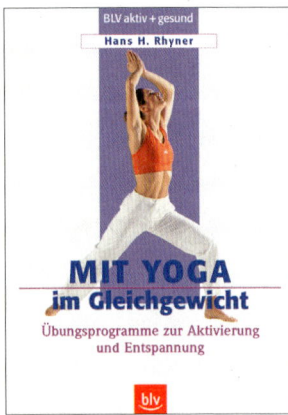

BLV aktiv + gesund
Hans H. Rhyner
Mit Yoga im Gleichgewicht
Grundlagen zu Yoga und Ayurveda; Yoga-Übungen für den Tagesbeginn, während des Tages und für den Abend – jeweils abgestimmt auf die drei Ayurveda-Konstitutionstypen; die richtige Ernährung.

BLV Sportpraxis Top
Dagmar Sternad
Richtig Stretching
Mehr Körperbewusstsein, bessere Atmung und Entspannung mit Stretching: Anatomie, Physiologie, Training, Übungen für alle Muskelgruppen.

BLV aktiv + gesund
Dieter Beh
Atemgymnastik
Richtig atmen – richtig entspannen – gesund bleiben: Grundlagen zur Körperwahrnehmung, Aufbau und Funktion der Atemorgane, Übungsprogramme.

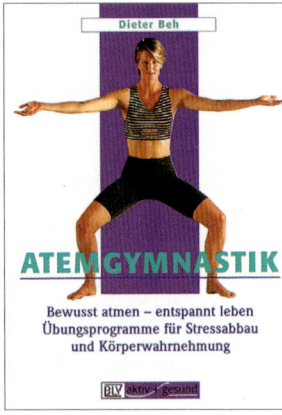

blv fitness
Lucia Schmidt
Chi-Yoga
Die Synthese aus Yoga, Tai Chi und Qi Gong sowie Wirbelsäulengymnastik, Beckenbodentraining und Stretching: Yoga-Übungen, die den ganzen Körper kräftigen, entspannen und regenerieren.

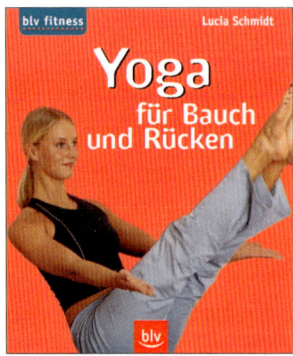

blv fitness
Lucia Schmidt
Yoga für Bauch und Rücken
Bauch, Rücken und Beckenboden kräftigen und stabilisieren: Übungen, die die Körperwahrnehmung schulen und Beschwerden vorbeugen.

blv fitness
Lucia Schmidt
Chi-Ball
Harmonie für Körper, Geist und Seele – das neue Bewegungskonzept mit Elementen aus Yoga, Traditioneller Chinesischer Medizin, Feldenkrais, Tiefenentspannung und Fitnesstraining: sanfte Übungen mit einem 20 cm großen Ball, der mit Aromen besprüht wird.